除了野蛮国家,整个世界都被书统治着。

后读工作室
诚挚出品

うつの壁

打破抑郁的墙

[日]和田秀树 | 著　王雯婷 | 译

人民东方出版传媒
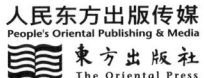

序言

　　前些日子，我有幸与作家五木宽之[1]进行了一次深入的对谈。他在交谈中提到：过去，疾病并非被"治愈"，而是被"控制"的。

　　这当真是卓见，而且特别契合本书的主题——**抑郁症无法仅靠医生的治疗彻底治愈，患者需要在人生的某个阶段静下心来，重新审视自己的思维方式、工作方式和生活方式，否则就无法有效地控制抑郁症。**

---

[1] 五木宽之，日本作家，代表作有《大河的一滴》《青春之门》等。（本书注释均为译者注）

事实上，抑郁症是大脑硬件和软件同时失调的结果。硬件方面主要涉及大脑内神经递质的减少，软件方面则涉及大脑的使用方式，即思维方式的偏差和异常。

近年来，抗抑郁药物的研发不断取得进展。如果医生能够及时给予患者适当的治疗，往往能暂时修复硬件方面的故障。然而，抑郁症是一种容易复发的疾病，倘若不解决软件方面的问题，也就是自己的思维方式和看待事物的方式，复发率会很高。因此，只有从硬件、软件两个方面同时着手治疗和疗养，才能真正控制病情。

不过，尽管这种疾病的治疗并不简单，我还是想分享一个积极的观点：**当你冲破抑郁症这堵高墙后，会发现等待着你的是一种更加轻松自在的生活。**

在我的职业生涯中，曾治疗过大约 1000 名抑郁症患者。许多患者在回顾这段经历时表示，正是这一疾病让他们重新审视人生，从而能够更轻松地生活。

从这个意义上说，抑郁症也可能是一扇通往新生活的大门。正如人们常说的：危机之中，自有转机。患上抑郁症这一人生危机背后，也隐藏着改变生活方式的机会。

当然，你不必等到抑郁症上门了再去寻找这种机会。如果此刻你正被情绪低落、不安与压力困扰，或时常感到烦躁不安，也可以通过调整思维方式，让生活变得更加轻松。

因此，在本书中，我不仅会向大家介绍抑郁症的症状、成因与治疗方法，也会分享能够缓解压力的思维方式和生活建议——毕竟，压力是导致抑郁症的重要诱因之一。

在我看来，想要做到内心强大，最重要的是掌握与心理学有关的科学知识。与此同时，学会灵活应对心灵的"求救信号"，对抑郁症的预防、早期发现及防止复发都大有裨益。

此前，我曾在幻冬舍出版了《百岁生活》《痴呆的墙》等图书，主要面向老年读者。而本书适合各个年龄段的读者阅读。

如果本书能够传递至更多读者的手中，帮助大家掌握保护身心的知识与方法，那么作为一名精神科医生，我将感到无比荣幸。

序言 ／I

目录

第1章
关于抑郁症，你应该知道的……

抑郁症的3个特点　／003

得了抑郁症什么样　／007

难以跳出的恶性循环　／019

如何治疗抑郁症　／023

抑郁症治疗的3个阶段　／033

第 2 章
转换积累压力的思维方式

缓解压力的两种途径 ／049

压力取决于思维方式 ／052

盘点容易引发抑郁的 12 种认知歪曲 ／055

在人际交往中避免积累压力的 5 点心得 ／067

面对失败，不必气馁 ／071

提升积极情绪的小技巧 ／076

第 3 章
养成抗抑郁的生活习惯

了解适合自己的压力应对方法 ／089

优化饮食习惯，更好地应对压力 ／095

早起晒太阳，改善睡眠质量 ／098

坚持有氧运动，让抑郁情绪一扫而空 ／100

在办公室也能进行的高效解压方法 ／103

第 4 章

哪些人更容易抑郁

抑郁症不是心理脆弱　／109

抑郁症会遗传吗　／118

为什么女性更容易患上抑郁症　／121

可能引发抑郁症的其他因素　／123

老年抑郁症：与中青年抑郁症大不同　／128

双相障碍：抑郁与躁狂　／135

适应障碍：警惕新型抑郁症　／138

第 5 章

家人患上抑郁症，怎么办

家人在识别抑郁症中的关键作用　／143

意识到家人患上抑郁症，应该做什么　／147

与抑郁症患者相处的注意事项　／153

如何应对工作问题　／168

第 6 章

药物治疗与心理治疗

抑郁症会用到哪些药 ／181

服用抗抑郁药的注意事项 ／190

除药物治疗外，还有哪些治疗方法 ／192

心理治疗同样不可或缺 ／196

治疗抑郁症要花多少钱 ／203

后记 ／207

译后记
与精神困境的温柔对话 ／211

第 1 章

关于抑郁症,你应该知道的……

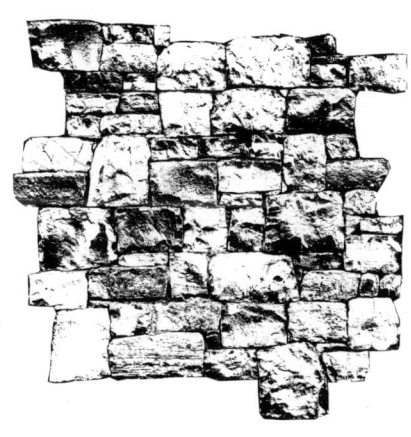

抑郁症的 3 个特点

首先,我想谈谈我认为与抑郁症有关的最重要的三件事。

第一件事,就是我在本书序言中提到的:抑郁症是一种容易被暂时治愈的精神疾病。通过药物治疗,大约 60% 的患者可以在较早的阶段恢复健康。如果患者能及时接受治疗,愿意花费更多时间并配合其他辅助方法,那么 90% 的人都有望达到症状缓解的状态。

不过，也有很多人认为抑郁症难以治愈。实际上，抑郁症确实曾经是一种非常棘手的疾病。尤其是在20世纪50年代以前，由于缺乏有效的治疗手段，患者只能依靠好好休息来缓解症状，很多人在患上抑郁症后，需要忍受长期的痛苦。

很多名人也曾饱受抑郁症的折磨，比如林肯、爱伦·坡、海明威、沃尔特·迪士尼、阿加莎·克里斯蒂、费雯·丽、奥黛丽·赫本、木户孝允[1]、有岛武郎[2]、太宰治等，不胜枚举。他们中有些人甚至因此走上了自杀的道路。

直到20世纪60年代，药物治疗和心理治疗领域相继迎来了突破性进展。在药物治疗方面，三环类抗抑郁药的问世为患者带来了新的希望；与此同时，认知行为疗法的出现则为心理治疗提供了全新的路径。

---

[1] 木户孝允，本名桂小五郎，日本明治维新时期的核心人物之一，与西乡隆盛、大久保利通一起被称为"明治维新三杰"。
[2] 有岛武郎，日本近代著名作家，白桦派文学兴盛期的重要人物之一。因与有夫之妇波多野秋子相恋而备受压力，最终二人共同自杀。

到了 20 世纪 80 年代末，人们研发出了一种更便于使用的治疗药物——选择性 5-羟色胺再摄取抑制剂（SSRI），抑郁症的治疗变得越发容易了。如今，只要满足"首次发作""早期发现、早期治疗""不擅自停药"这三个条件，几乎 90% 的抑郁症患者都能够得到有效治疗。

然而，尽管治疗过程变得简单了，我们也不能轻视这种疾病。我想和大家说的第二件事，就是**抑郁症是一种非常容易复发的疾病**。在首次发作后的 5 年内，大约有 40% 的患者会复发。如果扩大时间范围，复发的比例则高达 60%。而且令人感到棘手的是，抑郁症一旦复发，后续复发率会进一步提高。

抑郁症为什么如此容易复发呢？除了疾病本身的特性外，也因为人们很难改变诱发抑郁症的元凶——充满压力的环境和放大压力的思维方式。

而令人遗憾的是，在日本，难以长期休养是一个普遍存在的现实困境。因此，**即使病情有所缓解，若复发风险**

尚未解除便重新开始高压力的工作，很容易再次发病。

我想强调的第三件事是，抑郁症是一种容易导致自杀的疾病。超过一半的自杀事件都与抑郁症有关。

在欧美地区，心理解剖技术已经相当普及，人们可以通过调查死者生前的生活状态来分析其自杀的原因。数据显示，60%～80%的自杀与抑郁症密切相关。在日本，虽然公开数字较低，但根据日本警察厅发布的令和三年（2021年）自杀者统计结果，抑郁症稳居自杀原因榜首。

因此，抑郁症是一种与自杀密切相关的致命疾病。这也是我写作本书的理由——我希望能够帮助更多人远离抑郁症的困扰，不再因这种疾病而失去生命。

得了抑郁症什么样

那么，我们该如何应对抑郁症呢？最关键的是早期发现、早期治疗。

我想先澄清一个关于抑郁症的常见误区：患上抑郁症并不是因为一个人心灵脆弱或性格懦弱。抑郁症是一种大脑的疾病，不仅涉及生理层面的异常，也包括软件方面，即思维方式的偏差。只要满足一定条件，任何人都有可能患上抑郁症。它就像一个无处不在的陷阱，可能埋伏在生活的每一个角落。

而且，正如我将在后文中向大家介绍的，除非一个人患的是双相障碍（即躁郁症），抑郁几乎不可能自行痊愈，必须依靠医生的诊断与药物治疗。

值得一提的是，**很多日本人过于认真勤奋，因此很容易延误治疗时间**。此外，日本社会普遍存在一个偏见，认为抑郁症只是懒惰的借口，这同样是导致抑郁症恶化的原因之一。一些人即便感觉自己可能患有抑郁症，但因为不想被周围的人视为懒惰之人，便会对是否寻求帮助产生犹豫。

那么，当哪些症状出现时，就应当及时就医呢？接下来，我将向大家介绍抑郁症的典型症状。

心理症状

抑郁症的症状主要分为心理症状和身体症状。典型的心理症状包括：情绪低落、无论做什么都无法开心起来。在临床上，如果这些症状持续超过两周，就可以确诊为抑郁症。

需要注意的是，短暂的情绪低落并不等同于抑郁症。你在工作中遇到麻烦，连续两三天心情郁闷，但只要愉快地度过周末，烦闷的心情便一扫而空。如果是这样，那么你只是出现了暂时的抑郁状态，并不是患上了抑郁症。真正的抑郁症是即使做了让自己开心的事，依然感受不到快乐，或者根本提不起做让自己开心的事的兴趣。

我接触过的抑郁症患者是这样描述自己当时的心情与状态的：

总之非常难受。
痛苦到想死。
很孤独。看到大家都很开心，我就觉得更加孤独了。
对一切都不感兴趣。

除此之外，抑郁症患者还会表现出其他多种心理症状。请见下一页的典型症状总结。

抑郁症的典型心理症状

- 无论做什么都觉得麻烦
- 无法从任何事物中获得快乐
- 即使有好事发生，心情也不会变好
- 缺乏动力，精力不足
- 无论做什么都感到空虚
- 为小事闷闷不乐
- 回忆过去的事情并为之烦恼
- 感到孤独
- 认为没有人能理解自己
- 认为一切都是某人的错
- 对未来充满担忧
- 对周围的声音特别敏感
- 感觉不到季节的变化
- 想结束生命

身体症状

抑郁症是大脑的硬件、软件两方面出现异常而引发的疾病。大脑控制身体，所以身体也会出现各种症状。

最典型的症状是异常的疲劳。有患者将这种疲劳描述为"像是发了 39 摄氏度的高烧"。总之，**这种疲劳与平时的疲劳截然不同**。在这种情况下，无论患者如何努力振作，都会力不从心。

除此之外，抑郁症常常伴随严重的失眠，患者明明身体感到疲劳，却难以入睡。而且，这种失眠状态与普通的失眠症有很大不同。

普通失眠症主要表现为入睡困难，而抑郁症引起的失眠多为熟睡障碍。患者即使能够入睡，也会在半夜醒来，且很难再次入眠，有时甚至会从浅眠中惊醒，仿佛从未睡着过。

现在的安眠药对入睡困难很有效，但对熟睡障碍效果甚微。因此，抑郁症引发的失眠往往比普通失眠更让人感到痛苦。

此外，抑郁症引发的心理症状和身体症状还存在"日内变化"（一天之中症状的周期性变化），这也与睡眠不足有关。由于无法熟睡，患者常常在清晨感到极度疲惫、头脑混沌。因此，**许多患者往往早上状态最差**，直到下午才略有好转。

抑郁症也会导致食欲异常。许多抑郁症患者会出现食欲下降的情况，但与此同时，也有一些患者的食欲异常旺盛，一个劲儿地吃甜食，或是不停吃薯片。据这些人说，尽管自己一直在吃，却不觉得食物美味。有的人甚至几乎尝不出味道，但依然停不下来。

节食的人更容易暴饮暴食。当一个人想要通过节食控制体重时，往往会减少碳水化合物、脂肪等的摄入，而这些物质可以为大脑提供能量。如此一来，大脑为了摄取更多营养，就会刺激食欲。如果此时抑郁症发作，人的食欲就会变得异常旺盛，最终导致暴饮暴食。

很多抑郁症患者表示，会出现不明原因的疼痛。有人腰痛加剧，也有人浑身都疼。

面对这种情况，普通的止痛药收效甚微。有时患者即使做了各种检查，也无法确定具体是哪里出了问题。一些经验不丰富的医师甚至会说："可能是心理作用吧。"

抑郁症患者之所以会感到疼痛，是因为他们大脑中的杏仁核变得过于敏感，会比健康状态时更容易感受到疼痛，一些平常察觉不到的微小疼痛也会被放大数倍甚至数十倍。

抑郁症还会打破大脑中神经递质的平衡，这同样会加剧疼痛感。比如，当一个人腰疼时，疼痛信号会从腰部传递到大脑。在正常状态下，大脑会释放多巴胺、5-羟色胺、去甲肾上腺素等神经递质，阻碍疼痛信号的传递。然而，**当一个人患上抑郁症时，大脑释放多巴胺的过程会变得困难，因此即使是微小的疼痛，也会引发强烈的痛觉。**

抑郁症还会引发功能性消化不良。患者往往会出现胃痛、胃胀、便秘、腹泻、恶心等问题，却检查不出任何器质性病变。这主要是因为患者的自主神经系统失调，导致消化系统运转异常。

除了上述明显症状，也有研究指出，抑郁症会导致与免疫系统密切相关的自然杀伤细胞（NK）的活性减半。

事实上，一个人到了四五十岁时，体内自然杀伤细胞的活性会下降到20多岁时的一半左右。这就意味着，如果一个中年人患上抑郁症，那么他体内自然杀伤细胞的活性就只有年轻时的四分之一了。一旦免疫力下降到这个程度，癌症的发病率也会显著增加。

下一页列举了抑郁症可能引发的其他身体症状。

抑郁症引发的各种身体症状

- 身体感觉像铅一样重
- 晕眩
- 心悸加剧
- 容易气喘
- 容易口渴
- 持续低热或低体温状态
- 耳鸣
- 泪流不止
- 性欲消失
- 身体各部位出现疼痛

抑郁症状对生活的影响

一个人如果出现上述心理症状和身体症状，在工作与日常生活中一定会遇到各种各样的麻烦。比如，他的大脑很多时候都无法正常运转。有的患者描述自己好像大脑"没油了"。事实上，这种状态在医学上被称为"精神运动性抑制"，人会因此变得无法思考。

如此一来，患者的工作能力自然大幅下降，远不及健康时的状态；工作效率也会降低，之前10分钟就能完成的事情，现在却需要半小时。有些人会变得难以集中精力，注意力下降，错误增多；也有些人记忆力减退，频繁忘事。

如果一个人在工作中频频犯错、屡遭上司责备，情绪自然会变得低落，也就更容易陷入恶性循环——他会认为"公司不需要我了""没有我的容身之处"，进而产生"只能去死"的危险想法。

日常生活同样会受到影响。哪怕是一件很简单的事，抑郁症患者也无法付诸行动，做什么事都会拖延。

比如，家人让他快去洗澡，他可能会觉得这是一项难以完成的任务。哪怕知道房间需要打扫，也迟迟无法付诸行动。久而久之，家中垃圾越积越多，就更难清扫了。有不少"像是生活在垃圾堆里的人"，其实是抑郁症患者，或是陷入了抑郁状态。

此外，抑郁症患者还会觉得与人交往非常痛苦。他没有精力去关心别人，更不愿见任何人。对他来说，打电话、发信息都是一种负担，病情严重时甚至无法进行简单的对话。他不能外出购物或者去美容院，也接不了电话、应不了门。

而且，不论做什么，抑郁症患者都感受不到快乐。比如，原本很喜欢音乐的人却无法享受自己喜爱的曲目。我曾听一位患者这样描述："音乐在我耳中是孤零零的音符，根本不成曲调。"

当然，抑郁症患者也无法像平时那样欣赏电影、电视剧。他无法集中注意力，理解不了剧情。

最令人担心的是，有人的饮酒量增加了。当人喝醉时，心情会暂时变好，抑郁与不安的情绪得到掩盖。然而，这会直接导致酒精依赖症。加之**人在喝醉时，更容易产生自杀的冲动，因此尤其需要引起重视**。

在前文中，我向大家详细介绍了抑郁症的症状和影响。事实上，当抑郁症发作时，多个症状可能会在短时间内同时出现。如果你发现自己正在经历这些症状（即便只是其中的两三项），并且觉得自己最近有些不对劲，建议尽早寻求专业帮助。

正如我此前强调的，越早发现、越早治疗，治愈希望就越大。如果能够及时干预，在治疗时抑郁的程度仍然较轻，就能在短期内恢复，并有效降低复发的风险。

难以跳出的恶性循环

我之所以反复强调抑郁症要尽早治疗,是因为它是一种恶性循环的疾病。如果在初期没有接受适当的治疗,病情就会逐渐恶化,拖的时间越长,越难以治愈。具体来说,可能同时存在以下几种恶性循环。

食欲下降的恶性循环

首先是无法进食引起的恶性循环。抑郁症与神经递质

5-羟色胺的分泌不足有关，关于这一点，我将在后文中详细介绍。当一个人患上抑郁症后，食欲会有所下降，如果不吃肉，就无法摄入足够的色氨酸。这是合成 5-羟色胺的原料，摄入量不足会影响 5-羟色胺的合成与分泌，导致抑郁病情恶化。如此一来，人就更加没有食欲，5-羟色胺的分泌量也会进一步减少，病情加重，陷入恶性循环。

睡眠不足的恶性循环

抑郁症常伴随睡眠障碍，如果一个人始终无法安睡，大脑中的神经递质同样会枯竭，患者会感到身体疲惫、精神困倦。一旦病情恶化，睡眠质量会进一步下降，出现恶性循环。

阳光不足的恶性循环

长期不晒太阳也会减少 5-羟色胺的分泌，加重抑郁症状。因此，当一个人患上抑郁症后，如果整日闭门不出、不愿接触阳光，症状会进一步恶化，这又让他变得更不愿意出门，从而陷入缺乏阳光的恶性循环。

不愿与人交往的恶性循环

当一个人出现抑郁症的症状时，会觉得与人交往是一件很麻烦的事。他会冷落疏远别人，连思维方式也变得越来越偏颇，情绪进一步低落。而主观上的人际关系的恶化会加剧患者的抑郁状态，令病情越发严重。

工作表现不佳的恶性循环

正如我在前文中所说，抑郁状态可能会引发精神运动性抑制，导致一个人的工作能力下降。工作效率降低，会令患者更容易遭受批评，失去周围人的信任。这样的消极情绪又会进一步加重病情，使患者更加无法胜任眼前的工作。

认知歪曲的恶性循环

抑郁症患者往往会悲观地认为"这个病可能一辈子都治不好了""我一定会被公司解雇"。这种悲观、扭曲的认知也会导致抑郁症进一步恶化。

酗酒的恶性循环

如果一个人本身就喜欢喝酒，那么他可能会借助酒精来麻痹自己，掩盖抑郁情绪。但是，酒精会抑制5-羟色胺的分泌。不断喝酒，只会加重病情，进而陷入饮酒量越来越大的恶性循环。

如何治疗抑郁症

选择精神科还是神经科

为了避免陷入上述恶性循环,一旦发现自己有抑郁倾向,就应该尽早去看病。但在现实生活中,许多人在面对"可能抑郁了"的情况时,并不清楚应该去哪个科室就诊。

的确,治疗心理疾病的医院和诊所挂着"精神科""神经科""神经内科""心理诊所"等各式各样的牌子,普通人对此感到迷茫也是情理之中的事。

在此，我总结一下这些名称之间的区别，供大家参考。

首先，精神科和神经科基本相同。神经科是诊治脑神经疾病的科室，治疗精神疾病的医疗机构都可以这样自称。而且和精神科相比，患者对神经科的抵触情绪更小，所以很多医疗机构更愿意采用这一名称。

另外，也有医疗机构挂着神经内科的牌子，比神经科多了一个"内"字。事实上，神经内科原本是治疗由大脑或神经障碍引起的内科疾病（如帕金森病等）的科室。

然而，由于名称比较相似，一些本应去精神科的患者也会来神经内科就诊，所以现在许多神经内科也开始诊治患有心理疾病的患者。不过，在就诊前最好先打个电话确认一下。

总结：**如果怀疑自己可能患有抑郁症，可以选择去精神科或神经科**；如果选择神经内科，最好先打个电话确认一下。

另外，**如果你暂时不想去精神科，或者已有熟悉的家庭医生，也可以先去内科寻求帮助。**

实际上，约有 65% 的抑郁症患者最初就诊时选择了内科，10% 选择了妇科。他们原以为自己得了其他疾病，去内科或妇科就诊，结果发现是抑郁症。这种情况很常见。如果内科医生在初步判断后，怀疑是抑郁症，也会建议你去专业的心理诊所。

看诊流程一览

那么，让我们具体看看在医院或诊所中，医生是如何治疗抑郁症的。

当患者或家属察觉到"最近的状态有些异常"时，通常会首先联系家庭医生（往往是内科医生）。如果家庭医生怀疑是抑郁症，会建议患者转诊至精神科。当然，患者也可以自行选择方便的医疗机构就诊。

在专业的心理咨询诊所就诊通常需要提前预约，因此最好在就诊前打电话确认。

值得注意的是，在初次就诊时，需要填写比诊治普通身体疾病时更加详细的问诊表，因此建议大家比预约时间提前一些到达。如今，为了节省现场填写问诊表的时间，越来越多的诊所采用了网上问诊的方式，患者也可以提前在网上填写。

在一些医院或诊所，医生会与心理治疗师组成团队。在医生做出诊断前，心理治疗师会先与患者进行沟通。以我所在的医院为例，心理治疗师会先与患者进行大约一个小时的对话，必要时也会听取家属的意见。医生在看完电子病历后，再进行诊断。

在此解释一下心理治疗师的工作和作用。**心理治疗师是具备心理治疗和咨询专业知识的专家，协助医生治疗心理疾病**。大多数心理治疗师是心理学领域的研究生，拥有丰富的知识储备，值得信赖。

心理治疗师并非医生，不能做出诊断或开具处方。而有些医生，比如我，也拥有心理治疗师资格。

遗憾的是，在保险范围内的心理治疗，医生很难每次都有足够的时间倾听患者的心声。因此，在医生的指导下，由心理治疗师等专业人士负责咨询的情况越来越多。

当你填完问诊表并做好所有准备工作、进入诊室后，会发生什么呢？接下来，我将来一场"现场直播"，向大家介绍我是如何与患者沟通的。

患者进入诊室后，我会首先和对方打招呼："我是和田。"这时，我会尽量让自己的声音听起来响亮，因为这有助于缓解患者的紧张情绪。另外，由于我在很多著作里都严厉批评过日本医学界和相关行政部门，一些读者可能会认为我是一个严厉的医生。因此，我也会特别注意这一点，让患者知道我其实比他想象中更温和。

接下来是问诊环节。由于我已经提前阅读了心理治疗师制作的电子病历，所以对患者的情况有初步的了解。但即便如此，**为了观察患者的真实反应，我会一边注意患者的面部表情、态度、声音大小等，一边从基本问题开始提问。**

首先是关于症状的问题。例如，我会问："症状是什么时候开始的？""现在哪里不舒服？""能睡得着吗？""食欲如何？"如此等等。

如果患者仍在工作，我会询问他在什么样的公司工作、工作方式如何。在此期间，我会观察患者的说话方式和行为举止，以全面了解他的病情。

然后是诊断环节。由于是心理疾病，血液检查和 X 光检查通常没有太大意义，因此精神科医生通常会通过问诊来诊断、确定病名并开药。

鉴于我的患者大多是老年人,因此在确定疾病名称时,有一点需要特别注意,那就是不能将抑郁症和"由认知障碍引起的抑郁状态"相混淆,因为两者的治疗方案是不同的。通常来说,我们可以通过患者的健忘情况、是否意识到自己患病、病情持续时间等进行区分。

例如,抑郁症患者通常会注意到自己越来越健忘,而认知障碍患者不太能意识到自己健忘。另外,**抑郁症患者可能会在短时间内同时出现健忘、不换衣服等多个症状**,而认知障碍患者症状出现的时间跨度通常比较大。

医生如何选择药物

在做出诊断之前,我首先要评估患者是否符合抑郁症的诊断标准。

目前,日本很多精神科医生会依据《国际疾病分类》(ICD-10)和《精神障碍诊断与统计手册(第五版)》(DSM-5)的标准来诊断包括抑郁症在内的精神疾病。《国际疾病分类》是世界卫生组织（WHO）制定的国际标准，基本上采用了《精神障碍诊断与统计手册》的内容。《精神障碍诊断与统计手册（第五版）》是美国精神医学学会制定的精神疾病诊断手册，整合了最新的研究成果，并持续进行更新和完善。其中，关于抑郁症的诊断标准如下：

首先，患者表现出以下基本症状中的一种或两种：心境抑郁、丧失兴趣或愉悦感。

其次，患者表现出以下七种常见症状中的五种或五种以上：食欲异常（没有食欲或暴饮暴食）、睡眠异常（尤其是早醒）、容易疲劳、自责、思考或集中注意力的能力减退、坐立不安、出现死亡的想法。

当这些症状几乎全天候存在，并持续两周以上，影响到了工作和家庭生活时，就可以诊断为抑郁症。

如果症状持续存在，但患者仍能在不休息的情况下应对工作和家务，通常会被诊断为轻度抑郁。

一旦患者被诊断为抑郁症，包括我在内的精神科医生就会开始考虑首选药物。这也是医生专业能力的体现。抑郁症的初期治疗主要以抗抑郁药为主，由于这类药物种类繁多，效果和副作用各异，因此，最初选择的药物对整个治疗过程至关重要。

目前，我通常会将 SSRI 类药物作为首选，并根据患者的具体情况和年龄来决定剂量以及是否需要配合其他药物（如镇静剂或安眠药）。

我会根据患者的行动能力来决定是否在抗抑郁药中加入镇静剂，因为**镇静剂可能会导致肌肉松弛，增加老年人跌倒的风险**。对年轻患者，除非本人极度痛苦，我一般也不会轻易使用镇静剂，因为存在成瘾等隐患。

在初次接触患者时，我会结合过往的临床经验和知识来选择合适的药物，并在开药时向患者解释诊断内容、未来治疗方向、药物的效果和可能的副作用。**由于第一次就找到合适药物的概率通常只有 50%，所以我也会提前告知**

患者，如果当前药物无效，将考虑更换药物。

在初诊时，我大约需要 15 分钟来完成上述工作。患者可能觉得这段时间太短了，但医生对这些流程非常熟悉，而且在会面前已经阅读了心理治疗师的报告，因此 15 分钟已经足以制定初步的治疗方案并开药了。

不过，如果患者向我咨询病假等问题，则需要更多时间。

在自费诊疗的诊所中，我会亲自询问患者的情况，而不是由心理治疗师完成这项工作，因此整个治疗过程大约需要 50 分钟。

之后，患者就可以拿着处方，去药店开药了。

抑郁症治疗的 3 个阶段

当患者被确诊为抑郁症后，便可以开始接受治疗了。然而，抑郁症的康复不仅需要医生的专业指导，更需要患者自身充分休息。

如果被诊断出抑郁症，建议申请长期休假，因为此时正是人生的关键时刻。抑郁症不是休息一个月就能治愈的，如果得不到充分的休息，即使病情暂时好转，也很容易复发。对职场人士来说，想要长时间休息，就需要请长期病假。在第 5 章中，我将为大家详细介绍请假的方法和技巧。

那么，当抑郁症患者请了长期病假，选择在家休息时，又该如何治疗呢？

抑郁症的康复可以分为急性期、恢复期和预防复发期3个阶段。由于个体差异较大，每个阶段的持续时间难以一概而论。通常情况下，急性期是治疗开始后的前3个月，恢复期是从第4个月开始的半年，之后则是预防复发期。

急性期（治疗开始后的3个月内）

关于急性期，必须首先告诉大家的是：被诊断为抑郁症后，病情可能会在一段时间内继续恶化，这种情况并不罕见。

在去医院之前，即使一个人情绪低落、身体不适，也会设法继续工作、做家务。可一旦确诊并开始休息，他不仅会心情越发沉重，也会变得更加不愿意活动。

更糟糕的是，**在服用抗抑郁药的前两周，往往会先出现嗜睡、口干、便秘等副作用**，之后药物才开始发挥作用，因此一些患者会感觉"吃了药反而更难受了""看了医生，病情却更严重了"。如果出现这种情况，我会建议患者再忍耐一周，仔细观察病情，假如一直不见好转，再考虑换药。

另外，如果治疗及时，通常在1~3个月内，患者的情况就会明显好转。如果效果不佳，医生也会考虑换药。

对患者来说，这个阶段最重要的是好好休息。如果不能彻底放松，继续在高压环境中工作，那么无论吃多少药，病情都不会好转，甚至可能进一步恶化。休息意味着远离高压环境。如果患者是因为过劳或职场霸凌而患病，那么远离这种环境便尤为重要。

如果病因源自家庭，可能需要住院，和家人分开一段时间。像这样远离应激源，抗抑郁药才能逐渐发挥药效。

急性期的患者一定要彻底放松，绝对不能因为挂念工作而返回岗位。稍作休息后立即投入工作、感到不适时再休息的做法，可能会导致抑郁症状的持续恶化。对抑郁症患者来说，必须充分休息，让身心得到治愈，病才能好彻底。

不过，**虽然鼓励放松、休息，但我并不是希望患者像**

学生时代那样，整日悠闲懒散，昼夜颠倒。不能因为有了空闲，就沉迷游戏或是熬夜刷剧。不规律的生活习惯对病情的改善毫无帮助。患者应保持规律的作息，按时起床，多晒太阳，保持均衡饮食，尽量减少饮酒，并在规定时间内就寝，这样才能逐渐恢复健康。

另外，不要自行设定休息期的长度，比如草率地认为"大概 2 个月就能恢复了"，这样的想法可能会给自己带来不必要的压力，影响恢复速度。

当然，如果每天无所事事、什么都不做，也会感到无聊，但这时必须忍耐。**最关键的就是让生活的节奏慢下来**。只有在彻底放松时，大脑才能得到修复。请记住，要给自己足够的时间，不要焦虑，让身心得到充分的休息和恢复。

恢复期（治疗开始后的第 4~9 个月）

经过 3 个月的充分休息，部分患者的症状可能已经缓解。这并不意味着疾病已经完全被治愈了，而是指症状基本消失。对抑郁症、白血病等容易复发的疾病来说，即使症状消失，也很难断言已经痊愈，因此我们会用"症状缓解"来描述这种状态。

在接下来的几个月里，病情可能会呈现锯齿状波动，有时好转，有时恶化，但总体向好的方向发展。我们可以把抑郁症比作海浪，不断有大浪、小浪和涟漪涌来。**抑郁症的治疗就是尽可能减小波幅（恶化程度），缩短严重症状持续的时间，这也是抗抑郁药的主要作用。**

如果患者能够按时服药、合理休息、保持规律的作息，且治疗过程相对顺利的话，在恢复期的中后阶段，症状就会有所改善，患者也会逐渐恢复活力。

然而，这也是抑郁症治疗中最容易失败的时期。许多人觉得自己好一些了，因为无聊而重返工作岗位，结果导致身心疲惫，前功尽弃。

也有人觉得既然有时间，不如用来准备资格考试。这种不愿浪费时间的心态固然值得赞扬，但我并不推荐大家这样做。

因为一旦患上抑郁症，脑功能就会有所下降，当学习过程不如预期顺利时，很容易产生自我厌恶的情绪，导致心情更加郁闷，反而会加重病情。同样，我也不建议大家在这个时期学习新事物，比如，最好不要有"趁现在学学弹钢琴吧"这样的想法。

还有一些人会因为无聊而选择去旅行。但是，陌生的环境容易消耗精力。事实上，抑郁症患者往往无法体验到旅行的乐趣。有的人可能仅仅因为换了枕头就无法入睡，最终拖着疲惫的身体回家，导致病情进一步恶化。

在无聊的恢复期，患者需要学会忍耐。周围的人也不要为了帮助他放松心情，轻易邀请他去泡温泉或进行其他活动。

另外，即便感觉情况好转，也要尽量避免在恢复期做出重大决定。比如，就算是因为长期受到领导打压而患病，也最好不要在这个时期提出辞职。在得到充分休息后重返职场，也许讨厌的上司已经不在了。

那么，如何度过无聊的恢复期呢？我推荐以下几种方法。

可以先尝试一些简单的运动，比如打扫自己的房间，做点家常菜。外出散步或者去稍远一些的餐厅吃午餐都是不错的选择。

等到平稳度过恢复期之后，就可以考虑重返职场了。当然，不论是重返职场还是继续之前的工作，都不能急躁。**越是认真负责的人，越急于回到工作岗位，认为自己已经好了、没事了，但这样很容易导致抑郁症复发，使病情变得更加复杂。**

明智的做法是，等到主治医生告诉你"你已经好多了，差不多可以准备回去工作了"之后，再采取行动。

要想重返职场，还需要提前恢复体力。一个人彻底休息了半年多，体力很可能会大幅度下降，这时不妨逐渐增加散步的距离，适当拉伸，跟着电视、广播做些健身操，进行水中行走等，逐步恢复到之前的状态。

抑郁症就是这样

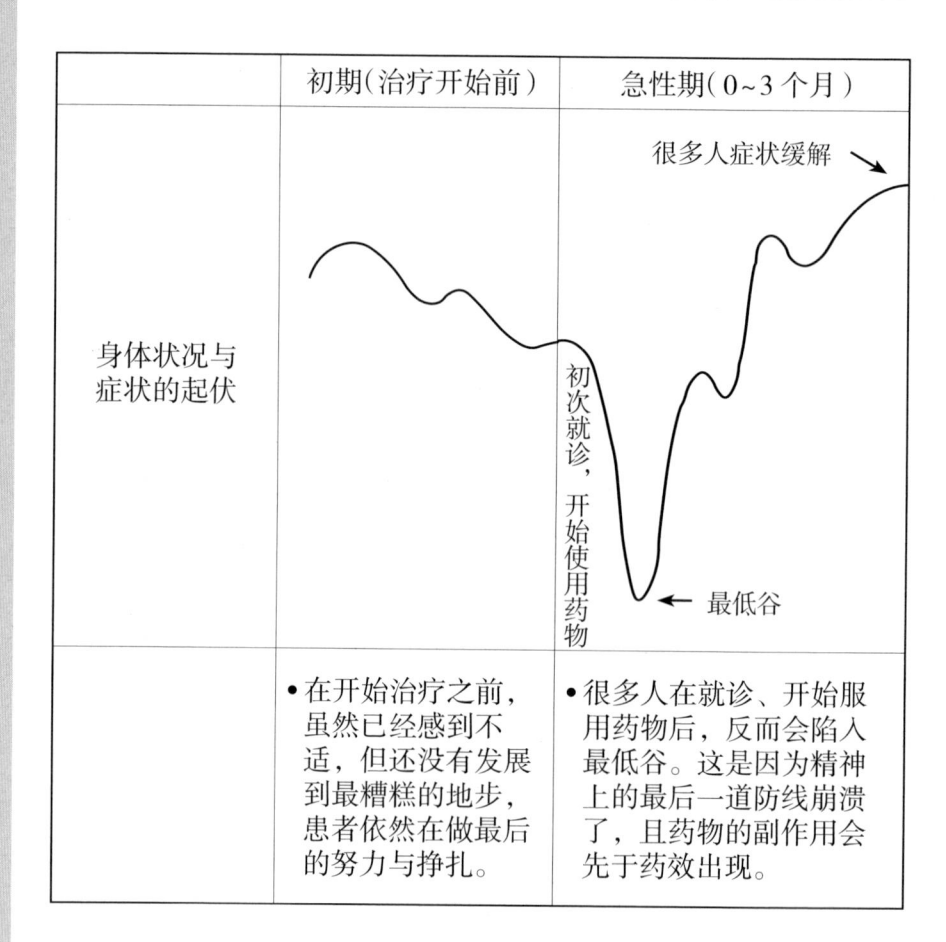

	初期（治疗开始前）	急性期（0~3个月）
身体状况与症状的起伏		很多人症状缓解← 初次就诊，开始使用药物 →最低谷
	• 在开始治疗之前，虽然已经感到不适，但还没有发展到最糟糕的地步，患者依然在做最后的努力与挣扎。	• 很多人在就诊、开始服用药物后，反而会陷入最低谷。这是因为精神上的最后一道防线崩溃了，且药物的副作用会先于药效出现。

不断反复、逐渐痊愈的

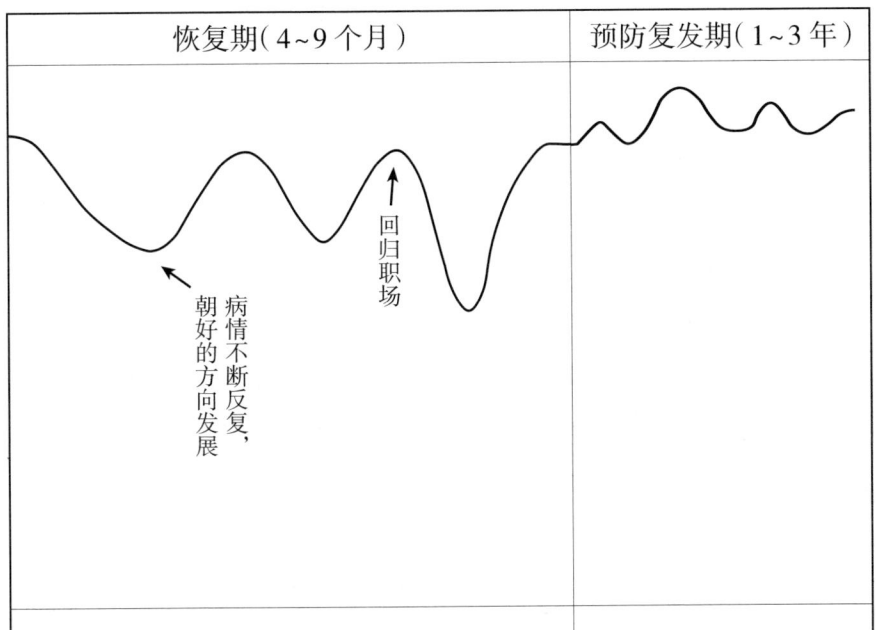

恢复期（4~9个月）	预防复发期（1~3年）
病情不断反复，朝好的方向发展　↑回归职场	
• 在这段时间，病情虽然有起伏，但总体上趋于稳定，向着好的方向发展。 • 有些人在恢复期的后半段会开始接受心理咨询。 • 重返职场后，许多人的症状会暂时恶化，但随着时间的推移，又会逐渐恢复。	• 这一阶段需要持续服药，防止复发。 • 身心状态仍可能出现一定程度的波动。

预防复发期（1—3年）

如前所述，抑郁症是一种即便症状缓解，也极易复发的疾病。具体来说，即使症状消失，医生也说"基本上已经好了"，甚至得以顺利重返职场，也不能放松警惕，因为这种疾病有很强的复发倾向。

更令人感到棘手的是，每次抑郁症的发作都会增加再次发病的风险。**第一次复发的概率大约是60%，第二次是70%，如果是发作超过三次的患者，90%都会再次经历抑郁症。**

此外，抑郁症每发作一次，治疗难度都会增加，因为大脑可能会出现新的病变，身体也会产生耐药性。如果处理不当，患者也许需要终生与疾病抗争。因此，在抑郁症初次发作时彻底治疗并预防复发至关重要。

然而，抑郁症的复发时间存在极大的个体差异，即使医生也无法准确预测。有些人在几个月内就会复发，有些人则是在30年后。

我的建议是，初次发作的患者，即使顺利回到工作岗位，之后的一年内也应定期复查，并持续服用最小剂量的抗抑郁药。如果是第二次发作，最好持续服药 1—3 年。

下面我将详细总结抑郁症的恢复过程，供大家参考。

为了预防抑郁症复发，患者在重返工作岗位时，最好先与公司或领导充分沟通，避免自己的身心再次承受巨大压力。

然而，现实中有些人可能无法彻底改变工作环境或家庭环境。即使是因为工作压力过大才患上抑郁症的，在病情好转后，他们仍不得不回到原来的工作环境，从事相同的工作。这种情况并不少见。这样一来，这些人将再次面临高压环境，给身体和大脑带来新的负担。

反之，即使患者选择换工作，新环境也会造成新的应激源。适应新环境需要消耗心理能量，同样会积累压力。**因此，环境因素的改变，如换工作、搬家、离婚等，也容易导致抑郁症复发。**

此外，治疗抑郁症需要时间。有些患者可能会在一段时间后擅自停止治疗，这也是抑郁症复发率高的原因之一。许多人在症状缓解后就认为自己已经好了，停止服药或减少药量，导致病情反复发作。

确实，许多人在服药后会感到困倦，但与其因为停药而导致情况恶化，不如坚持服药更为稳妥。

在本章的最后，我总结了"防止抑郁症复发的10种方法"，供大家参考。

防止抑郁症复发的 10 种方法

- 避免回到生病前的工作和家务状态
- 重返职场后,要与周围的人充分沟通,不要独自面对一切问题
- 意识到自己是容易患上抑郁症的性格
- 在工作中,不要认为适当减负是坏事
- 不要像患病前那样,过分关注工作
- 找到适合自己的情绪调节方法
- 确保充分的休息
- 养成规律的生活习惯
- 尽量不要饮酒
- 当发生重大环境变化,如换工作、搬家、离婚等时,尤其要警惕复发

第 2 章

转换积累压力的思维方式

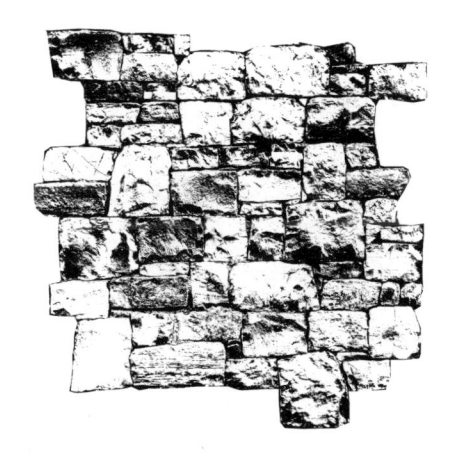

缓解压力的两种途径

近年来,抑郁症患者数量持续攀升。35 年前,在我刚成为精神科医生时,抑郁症患者与精神分裂症患者的数量几乎持平。然而,随着时间的推移,精神分裂症患者的数量基本保持稳定,而抑郁症患者的数量却已增加到了过去的 3.5 倍。

根据世界卫生组织的估算,全球约有 5% 的人口患有抑郁症。按照这一比例计算,日本大约有 600 万患者。在我看来,近年来患抑郁症的人数之所以不断增加,不是因为这种疾病更加常见了，而是因为有越来越多的患者开始寻求医疗帮助。

从终生患病率（即一生中曾患某种疾病的人口比例）来看，大约每六名男性和每四名女性中就会有一人患抑郁症。这意味着，有相当比例的男性和女性会在人生的某个阶段不幸患病。因此，掌握这种疾病的基础知识和预防方法尤为重要。

从环境因素角度分析，**当一个人长期处于高压环境时，大脑硬件和软件的平衡可能会被打破，从而诱发疾病**。通常情况下，一个人即使情绪低落，也能在一段时间后自行恢复。但如果长时间处于充满压力的环境中，就很难从消极情绪中解脱出来，最终导致抑郁。

如果你最近总是感到情绪低落或者无端烦躁，或许就是由于压力过大而引起了心理失调。这是身体和心灵对我们的警示，需要积极应对。如果忽视这些信号，就可能出现抑郁症状，甚至发展成抑郁症。

那么，该如何保护身心不受压力的影响呢？关键在于培养减轻压力的生活方式和思维方式。**即使面对相同水平的应激源，不同的思维方式和生活方式也会影响一个人受到伤害的程度。**

在本章中，我将向大家介绍如何通过思考来尽量减少外界压力的影响。而在下一章，我们将一起探讨如何减少生活中的压力。

具体来说，压力是由外界刺激引起的精神紧张。促进个体产生压力的因素被称为应激源，由此引起的反应被称为应激。很多时候，两者可以统称为"压力"。在本书中，我将遵循这一普遍用法，但在需要明确区分时，也会特别使用"应激源"这个词。

压力取决于思维方式

接下来，让我们一起看看思维方式，或者说看待事物的方法，与抑郁症之间的联系。

人为什么会患上抑郁症呢？目前普遍的假设是大脑中的神经递质分泌不足。在我看来，这确实是一个原因，但根据过往的临床经验，这又并非全部原因。

神经递质分泌不足就好比大脑的硬件出了问题。然而，抑郁症同样与软件方面的故障紧密相关。

具体来说，大脑软件方面的故障指的是一个人偏颇的思维方式，或者说看待事物的方法。如果不改变这些，就无法有效预防或根治抑郁症，也无法防止其复发。

目前的主流观点认为，当大脑中的神经递质不足时，个体无法正常控制自己的思维方式和情绪。但根据我的观察，也存在相反的情况：某人过于悲观或固执，无法控制自己的思维方式，进而影响了神经递质的水平。

实际上，一旦我注意到"这位患者会从另一个角度思考问题了"，往往过不了多久，他的病情就会有所好转。这种情况并不少见。特别是轻度抑郁患者，很多时候，医生甚至不需要用药，只要帮助他们改变思维方式，症状就能得到缓解。

其实，**一个人是否容易积累压力，在很大程度上取决于他的思维方式**。例如，以下两种看待事物的方法，哪一种更容易积累压力呢？

A "只剩下一半了。"
B "还有一半。"

或者：

A "只剩下一天了。"
B "还有整整一天。"

显然，A 的视角更容易积累压力。如果一个人总是像 A 那样，从消极的角度看问题，只会增加焦虑和不安；但如果能像 B 那样，积极地思考问题，不仅能减轻压力，还可能激发动力。

以新冠疫情的影响为例，有些人可能会消极地认为"工作越来越困难了"，而有些人则比较乐观，认为"远程工作让我不必再为职场人际关系烦恼"或"节省了通勤时间，效率提高了"。显然，前者更容易积累压力，而后者更容易维持心理健康。

盘点容易引发抑郁的 12 种认知歪曲

那些容易积累压力并最终患上抑郁症的人,往往拥有类似的思维模式。揭示这一点的是美国宾夕法尼亚大学的精神科医生亚伦·贝克(Aaron Beck)和他的团队成员。1963 年,贝克开创了认知行为疗法(Cognitive Behavioural Therapy)。

在此之前,以弗洛伊德的精神分析学派为主导的精神医学界,试图通过寻找抑郁的原因来帮助患者走出困境。然而,这种精神分析方法极为耗时,且效果有限。

基于这种情况，贝克提出，**与其寻找抑郁症的原因，不如直接纠正患者的认知偏差，即过度悲观地看待事物的倾向**。他首先提出了认知疗法，试图改变患者看待事物的方式，并在取得一定效果后，将其发展为认知行为疗法，成为抑郁症心理治疗的主流。

贝克和他的团队概括了12种容易陷入抑郁的思维方式，统称为"认知歪曲"。我会在下文中进行总结。但是首先，我想和大家分享其中最应该避免的两种。

避免"非黑即白"的二元对立思维

第一，不要陷入二元对立思维。

"非黑即白"是一种极端化的思维方式，忽视了事物的中间状态。比如，如果考试没得满分，就觉得自己一无是处，或者写作时因为一个错别字而全盘否定自己的工作，消极地认为"我这是在干什么，全完了"。

像这样，认为所有事情都只有"100分或0分""白或黑"的人，在人际交往中，一旦遭到亲近之人的批评，便会认为对方是在故意与自己作对。

这类人倾向于将世界划分为"成功或失败""善或恶""敌人或朋友"这样的对立面，不认为或者不承认存在中间地带或灰色区域。因此，他们更容易积累压力，也更易患上抑郁症。

在抑郁症发作后，这类人即使开始接受治疗并有所改善，也很少认为自己正在康复。因为他们习惯用"非黑即白"的方式看待自己的病情，认为与生病前的自己相比，现在简直差太远了。**这种思维方式会使其病情难以彻底治愈，即使症状暂时消失，也极易复发。**

年长者尤其需要警惕"非黑即白"的思维模式，原因在于随着年龄增长，大脑额叶会逐渐萎缩，令人更倾向于做出片面的决策。即使在年轻时承认黑与白之间存在广阔的灰色地带，现在也会变得更容易钻牛角尖，固执己见、思维僵化。

在人际交往中，即使面对几十年的老朋友，也可能因为一次小争执就认为对方不可原谅，从而与之断绝关系。这种认知偏差与其他因素结合，很容易引发老年抑郁症。

为了避免陷入这种"非黑即白"的思维模式，我向大家介绍一些方法，希望大家能选择正确的看待事物的方式。这样一来，你将变得更能承受压力，也能借此预防抑郁症。

转变"非黑即白"的思维模式

✗ 我必须得 100 分。
√ 70～80 分就很好了,已经高于平均水平。

✗ 作为职场人,我应该时刻想着工作。
√ 下班后可以不考虑工作,假期也不要想工作。

✗ 谁都不能理解我。
√ 总有能理解我的人。

✗ 任何事都要亲力亲为。
√ 能交给别人做的事,最好交出去。

✗ 我的病会连累家人。
√ 家人很担心我,我并不是累赘。

✗ 我已经走不动了。
√ 拄着拐杖我也能走路,坐轮椅还能外出。

"应该"思维让人烦躁

我们需要警惕的第二种思维模式是"应该"思维。**那些容易感受到压力、经常烦躁的人,往往对事物持有一种刻板的"应该如此"的态度。**

例如,在餐厅中,如果服务员没有立即上前接受点餐,这种人就可能认为"商家怎么能怠慢客人",从而感到烦躁和压力。

或者,与上司一起吃饭时,如果上司提议 AA 制,他可能会不满地认为"上司怎么能不请客"。同样,如果他曾经帮助过某人,而对方没有及时表达感谢,他也会心生芥蒂,认为"起码应该寄封感谢信吧"。

这种"应该如此"的思维模式无疑是压力的源泉。当自己或他人未能达到预期时,他们就会感到厌恶,而这种厌恶感又会带来压力。明明自己的判断标准不一定正确,却偏要强加于人,认为"必须如此",压力自然会随之增加。

如果总是对周围的人感到不满,人际关系便会恶化。而频繁与他人发生冲突,又会造成新的压力。

在工作问题上,如果一个人总想着"职场人怎么能休息,决不能放松"或者"一旦休息,不仅影响公司的效益,也不利于个人发展",那么疲劳感和压力就会不断上升,从而更容易与他人发生争执,陷入恶性循环。

为了避免"应该"思维,我建议大家注意以下两点:**第一,认识到自己的想法并非绝对正确;第二,接受世界上存在不同的声音。**

当别人提出不同意见时,不要认为"他的想法真奇怪",而应该告诉自己:"每个人的想法都不一样。""他也有他的道理。"这样不仅能减轻压力,还能拓宽思维。

例如,不要片面地认为"做家务是妻子的事",而是应该"谁有空谁做"或者"家庭成员共同承担家务"。这样不仅能减轻妻子及其他家庭成员的压力,还能让人更全面地看待家庭问题。仅仅转变"做家务是女性的天职"这一偏见，就能带来巨大的改变。

在工作问题上，请放弃"不能休息"的固执想法，要学会灵活思考："累了当然要休息。""不休息身体会吃不消。"压力减少了，便更不容易抑郁。

另外，为了避免陷入"应该"思维，还有一点非常重要，那就是了解自己最不能容忍哪些事。

每个人都有一些特别敏感的事情。有些人无法容忍不守时，有些人无法忍受不干净。**如果你清楚自己存在某些倾向或偏好，那么就不太容易出现"应该"思维。**例如，既然你知道自己对时间特别敏感，那么即使有人迟到，你也不会因此大发脾气了。

我是在 35 岁左右才意识到自己比别人更心急的。虽然这个认识来得晚了些，但自此之后，我的人际关系的确有了很大改善，压力也减轻了很多。

警惕 12 种认知歪曲

"非黑即白"思维 如上文所述,这种思维方式会将一切事物都简单地分为"白或黑""0 分或 100 分",不认可中间过渡环节或灰色地带。

过度概括 基于一次负面经验就得出泛化的结论。例如,只是因为一名新员工犯错,就断言今年的新员工都不行,将个别情况不恰当地扩展到整个新员工群体。通常,当一个人使用"关西人如何如何""女人怎样怎样"等宽泛的"大主语"时,就是在进行过度概括。

心理过滤 万事万物既有好的一面,也有不好的一面,但这种类型的人往往只关注事物的某个方面,无法全面地思考问题。例如,只看到自己的缺点或只关注负面新闻。抑郁症患者通常只关注不好的一面,容易陷入悲观的恶性循环。

"否定正面"思维 倾向于否定一切,认为生活中的所有事物都毫无价值、毫无意义。例如,有抑郁倾向的人即使得到他人的赞扬，也往往无法真诚地接受，反而可能会觉得这不过是些客套话。

读心术 认为自己猜得到别人的心思，例如"那个人肯定讨厌我"，擅自揣测并断定别人的感受。当抑郁情绪加剧时，这种倾向会使个体更容易认为他人对自己有消极的看法，比如"他们一定在嘲笑我"或"他们肯定想要排挤我"。

妄下结论 把对未来的悲观预测当成事实。例如，在与异性交往时，一些人可能会预设消极的结果，认为自己最终一定会被抛弃。这样的人可能会坚信"我的配偶会提出离婚"或"我注定会孤独一生"。

灾难化思维 认为未来会出现灾难性的结果，也就是最坏的情况。这属于最严重的妄下结论，因为这类人会无限放大对未来的悲观预期。当抑郁情绪加重时，他们可能会认为"我的病没救了""我再也无法恢复了"。

轻视自己 即使周围的人给予了正面评价，也认为自己没有价值。例如，觉得"自己微不足道"或"我的人生真的很无聊"。

情绪化推理 不是基于现实，而是基于自己的情绪做出判断。这类人在情绪低落时，可能会武断地认为不好的事情一定会发生。

"应该"思维 如上文所述，这是一种被固定模式束缚的思维方式。

贴标签 给事物贴上简单而笼统的标签。当抑郁倾向加剧时，即使只是遇到轻微的失败，这类人也会给自己贴上负面的标签，如"我是一个失败者"，只看到事物的消极面。

自我归因 不论一件事情涉及多少个方面，都将所有责任归咎于自己。这类人相信无论成功或失败，问题都在于自己，并可能因为责任感过强而在精神层面出现问题。

避免这些思维方式对有效预防抑郁症至关重要。要做到这一点，就需要**在与他人交往和沟通的过程中，持续关注自己的思维偏差。**

在人际交往中避免积累压力的 5 点心得

接下来，我想分享一些实用的技巧，帮助大家在人际交往中减轻压力，预防抑郁症。我在做心理咨询或者和患者闲聊时，也经常提到以下几种关于人际关系的思维技巧。

认识到"和上司合不来很正常"

人们天生渴望自己的事情自己决定。然而在工作中，我们常常需要服从上司的命令。如果总是遵从他人，就一定会感到不满和压力。

因此，我希望大家明白，和上司合不来是非常正常的。在我看来，这个世界上能和上司相处融洽的人或许不到 10%。如果我们从一开始就意识到"上司本来就令人讨厌""和他合不来是理所当然的"，压力自然会减轻。

不要认为"必须被所有人喜欢"

改善人际关系的第一步是改变自己的认知，要先和自己，而不是和别人建立良好的关系。

世上总有和你合不来的人。不要自责地认为"他讨厌我，是因为我哪里不好"，而是要改变认知："有合不来的人也正常，被人讨厌是难免的。"这样一来，烦恼就会减少。世界上有各种各样的人，如果你认为能和七八成的人相处得不错就足够了，人际关系的烦恼会大大减少。

接受"他就是这样一个人"

在人生的旅途中,我们有时不得不与不好相处的人打交道。有些人过于自我,有些人缺乏察言观色的能力,有些人非常情绪化。这时,我们要认识到对方就是这样一个人,只能这样相处。

对这样的人,即使你提出意见,也往往无济于事。所以,**不要试图改变对方,而是要告诉自己"他这个人就这样,没办法"**。将这段经历视为人生修行的一部分,以后尽量少和他打交道,这样才能减轻压力。

不要对别人抱有过高的期望

例如,你发出了聚会邀请,但有人没来。你为此感到烦闷,觉得对方太冷淡。这可能是因为你对他抱有的期待过高了。实际上,每个人都有自己的安排和生活。"不来就不来吧。"这样的生活态度能让你活得更加轻松。

避免和情绪不好的人打交道

情绪是会传染的,尤其是负面情绪,会带来更多的负面情绪。如果你不想让自己的心情变差,最好远离那些总是情绪不好的人。如果出于工作等原因不得不与他们接触,也应尽量减少接触次数,避免私人之间的交往。

面对失败,不必气馁

遭遇工作中的挫折或失误时,压力往往随之而来。面对失败,我们不仅可能陷入自我厌恶,还可能面临上司或客户的指责,这无疑会加重心理负担。那么,我们该如何调整心态,在逆境中摆脱压力的困扰呢?

转变观念,肯定自己的成绩

这是减轻压力的黄金法则。当我们长时间看不到成果时，应尽量避免让自己陷入"我能做的只有这些"这样的消极思维，因为这会导致情绪越来越低落。你的工作不可能毫无进展，应该更积极地看待问题："前期工作我都做好了。""这些我都已经完成了。"

不要为失去的东西哀叹

俗话说，得不到的往往是最好的。人们往往会高估自己没有得到的东西。然而，**若不想被挫折绊住脚步，就不要为失去的东西哀叹**。因为无论多么遗憾，时光都不会倒流。

总之，不要过分看重失败。即使没有顺利签下合同，你的人生也不会就此终结。要想想"虽然没有顺利签约，但大不了从头再来""这也给了我新的机会，说不定下次能遇到更合适的公司"，努力培养积极的心态，保持心理健康。

知道"没有人会在乎我的失败"

如果不想被失败束缚手脚,最好时刻提醒自己:"没有人会在乎我的失败。""他们没看到,看到也不会记得。"想想你对别人的关注程度,就很好理解了。现在你还记得别人的失败吗?应该想不起来了吧。

调整思路,避免压力积累

接下来,我想分享一些改变认知的方法,希望能帮助大家减轻工作中的压力。当工作不顺利时,我们的脑海中可能会浮现出以下这类错误想法,然而,如果能够转换思路,积极思考,就能轻松许多。**只是稍微调整心态,保持积极乐观,就能激发动力,同时防止抑郁。**

面对失败，调整心态

✕ 完全不行。

✓ 我已经做了力所能及之事。

✕ 失败了，一切都完了。

✓ 人生总有起起落落。

✕ 失败了，怎么办？

✓ 失败就失败吧，大不了从头再来。

✕ 我总是失败。

✓ 失败是成功之母。下次一定没问题。

✕ 我真没用，总是失败。

✓ 其他人也会失败，没什么大不了。

✗ 失败是因为我不够努力。

√ 做不到的事就是做不到。人生在世,失败无法避免。要挑战新事物,失败也是正常的。

✗ 未来一片黑暗。

√ 坏事不会永远发生。塞翁失马,焉知非福。

✗ 一切都不顺利。

√ 也有一些事在朝好的方向发展,没关系。

✗ 我什么事都做不好。

√ 总会有转机的。现在想想,之前也有顺利的时候。

✗ 一切都是徒劳。

√ 人生没有徒劳,这些都是宝贵的经验。

提升积极情绪的小技巧

写一本只记录好事的日记

在抑郁症等心理疾病的治疗中,有一种被称为功能失调性想法日记(dysfunctional thought record,DTR)的疗法。在咨询师的引导下,患者将自己的感受、想法记录下来,并对其进行客观评估。这种方法有助于患者识别思维偏差,转变思维模式。

即使没有专业咨询师的指导,患者也可以自行实践这种方法。简而言之，就是写日记。

通过书写，我们可以更客观地审视自己的感受、想法和行为。例如，将目前令你焦虑的事情记录下来，就能明确自己究竟在为何事烦恼。有时，仅仅将这些情绪和想法诉诸笔端，就能缓解内心的不安。

我建议大家尝试写一本"美好日记"，记录日常生活中的点滴喜悦，而非那些令人不快或沮丧的经历。**如果你想写一篇影评，那就不要提及电影的不足之处，只记录下有趣和值得一看的地方。**

美国的研究者曾经进行过一项实验：要求 30 名被试每天睡前记录当天的愉快体验和令他们感到高兴的事情各三件。一周后，这些人的抑郁情绪得到了缓解，幸福感也有所提升。

即使是看似微不足道的小事，也值得被记录在日记中。哪怕没有特别值得高兴的事，你也可以写下"今天天气很好，心情不错"。

这些积极的文字和想法，能够帮助我们保持愉悦的心情。在记录美好事物的过程中，抑郁的情绪往往也会随之消散。

情绪悲观时，多使用转折词

面对同一事件，不同的人会有截然不同的解读。那些容易陷入抑郁的人更倾向于从负面的角度看待问题。

例如，面对公司裁员时，有抑郁倾向的人可能会这样想：

失去经济来源→人生无望→只有死路一条

而没有抑郁倾向的人可能会这样想：

被裁员了→太棒了，再也不用忍受讨厌的上司了！

或者：

终于可以远离这份不适合的工作了。

即使面对裁员这样的负面事件，他们也能保持积极乐观的态度。

实际上，人类是用语言进行思考的生物。改变思维方式往往意味着改变语言。如果你掌握了以下技巧，就能轻松实现这一点——**当你感到悲观时，尝试在句子后面加上"但是"或"然而"等转折词，这可以帮助你从消极的思维模式中跳出来。**

比如，如果你觉得今天没什么值得高兴的事，不妨在后面加上"但是，也没有太糟糕的事"。人就是如此奇妙，仅仅是稍微调整一下，心情就能大为改观。虽然对真正的抑郁症患者来说，这可能不太容易。

再比如，遭遇失败时，有些人可能会认为都是自己的错，但从心理健康的角度来看，应该学会调整心态："这不是我一个人的责任。"当你觉得问题都出在自己身上时，可以试着在后面加上"但是"或"然而"："但是，这是因为时机不对。""然而，这本来就是不可能完成的任务。"这种责任转移实际上对心理健康是有益的。

在心理咨询中，医生也经常会建议患者多使用转折词。对于有自我否定倾向的患者来说，多使用"但是""然而"可以帮助转变观念。

总之，不要让自我对话以消极的方式结束。当你觉得事情不顺利时，可以告诉自己"但是，也没那么糟糕"；当你认为运气不好时，不妨想一想"然而，这并不是最坏的结果"。

如果你觉得没有钱哪儿也不能去，那就试着寻找不必花钱的乐趣。比如，只要拥有一辆自行车，就可以享受骑行的乐趣。"虽然我没钱,但是今天天气不错,我可以去骑车,顺便锻炼身体,一举两得。"这样思考的人往往压力较小,也不容易抑郁。

善于发现别人和自己的优点

如果你总是聚焦于他人或自己的缺点,压力便会悄然积累。比如,不断思考"为什么我的上司这么小心眼"或"他太固执了",这种只看到别人缺点的态度不仅令人心情沉重,还会加剧压力。

然而,世间万物皆有两面性。很多时候,所谓的缺点换个角度看就是优点。比如,"小心眼"其实是谨慎细致、不易出错,而"固执"则是诚实可靠、遵守规则。

因此,在关注缺点的同时,不应忽视他人的优点。这有助于我们更好地处理人际关系。如果能更加宽容,将对方的缺点视为优点,便能减轻与人交往时的压力。

这种转换同样适用于自己。如果能用积极的眼光看待自己的不足，就能避免不必要的沮丧。

例如，**如果你不善言辞，不妨认为自己是"言语谨慎"**。如果你不擅长推销自己，也可以想一想，这其实是"为人谦虚，平易近人"。

通过这种方式，多关注自己的优点，压力自然会减轻。

放松思考训练

当脑海中浮现出一些消极的词语时，应该如何重新表达，才能让它们变得更加积极？又该如何纠正自己的认知偏差？在此，我列举了几种转换思维的方法，供大家参考。

✕ 和那个人相比，我完全不行
✓ 我是我，他是他

习惯使用否定性的语言，无疑是在伤害自己。如果能正确思考："我也有自己独特的优势。"抑郁的情绪就会慢慢消失。

✕ 已经来不及了
✓ 从现在开始也不晚

人们总说:"今天是你余生中最年轻的一天。"如果你认为自己已经年过五十了,不妨告诉自己:"我才刚刚50岁而已。"

✕ 接下来会怎么样啊
✓ 正因为不知道会发生什么,人生才有趣

正如我在"盘点容易引发抑郁的12种认知歪曲"一节向大家介绍的,对未来持悲观态度的"妄下结论"和"灾难化思维"都属于认知歪曲。当你对未来感到焦虑不安时,可以试着在脑海中默念打"✓"的这句话。这会让你变得更加积极。

✕ 我什么都做不了。这个不行，那个也不行
✓ 总有我能做的事

随着年龄的增长，人们常常会陷入错误的自我怀疑。为了预防老年抑郁症，在照顾患有认知障碍的老年人时，保持积极思考至关重要。

✕ 我真的可以什么都不做吗
✓ 这种时候，就算勉强自己也没有好处

在抑郁症的恢复期，人们往往会错误地自责。这时，如果能正确调整心态，不仅能让心情变得轻松，也有助于病情的快速恢复。

✕ 这样就行了吧

√ 这样最好

如果总是消极地思考，人就会心怀不满。负面情绪不断积累，便会更容易抑郁。而积极思考能够帮助我们保持心态的乐观和积极。

✕ 又一天开始了

√ 来吧，新的一天开始了

如果总是消极地看待每一天，生活将变得越来越沮丧。这时，不妨大声喊出："来吧，新的一天开始了！今天也要打起精神！"语言的力量不容忽视，简单的自我鼓励能显著提升情绪，激发内在的动力。

第 3 章

养成抗抑郁的生活习惯

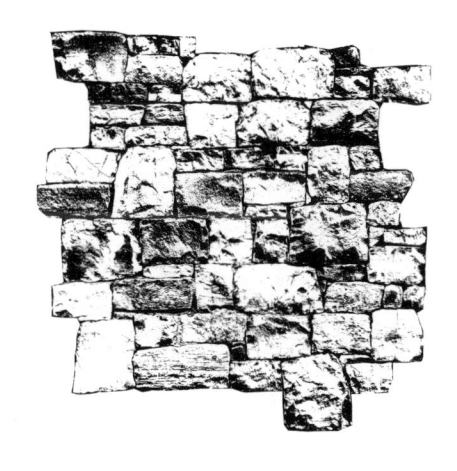

了解适合自己的压力应对方法

养成良好的生活习惯

想要预防抑郁症,有一点非常重要,那就是了解如何思考和生活才能避免积累压力。在本章中,我们重点聊一聊后者。

压力应对在英语中被称为"stress coping",其中"coping"意味着妥善处理。压力应对指的是有效应对应激源、减轻压力的方法。

缓解压力的方法多种多样，如果能综合运用，当然效果更佳。在我看来，拥有多种压力应对方法的人往往抗压能力更强，也更不容易抑郁。

那么，**最基本的压力应对方法是什么呢？其实就是确保充足的睡眠、保持规律的生活习惯**。这听起来或许老生常谈，因此常常被人忽视。然而，为了维持身体和心理的健康，这一点非常重要。

要想作息规律，首先需要确保每天早上在固定的时间起床。

职场人士通常有固定的上班时间，这对心理健康是有积极影响的。为了避免迟到，必须在规定的时间起床。这样做有助于保持身心节奏，也有利于减轻压力和预防抑郁症。

相反，如果起床时间不固定，就可能影响大脑中 5-羟色胺和褪黑素（促进睡眠的激素）的分泌，从而引起睡眠障碍，降低抗压能力，使你更容易感到抑郁，并可能患上适应障碍或抑郁症。

因此,为了让 5-羟色胺等物质正常分泌,就必须保持良好的生活规律。这就要求一个人每天按时睡觉、按时起床。这是压力应对的基本前提。

制作适合自己的压力应对清单

缓解压力的方法通常被称为"3R",即休息(Rest)、放松(Relaxation)和娱乐(Recreation)。

然而,"3R"只是一个宽泛的框架,并非具体的行动策略。例如,娱乐活动种类繁多,不同的活动对不同人的放松效果也各不相同。

因此,我建议每个人都要提前制作一份适合自己的压力应对清单。当你感到有压力时,可以参照清单,选择一些当下最想做且立刻就能做的事情。

制作清单的方法非常简单。**想象那些能让你感到心情**

舒畅的活动，并将它们记录下来。下页就是我从本书编辑那里获得的一份清单。

像这样制作一份压力应对清单，在感到心情烦躁时，选择一些当前想做且能做的事情，就可以有效缓解压力。总之，为了避免过度紧张，适时释放压力和补充能量是非常必要的。

当然，如果能将几种活动结合起来，效果更佳。例如，可以在一日游之中尝试泡温泉、寻找甜点美食、品尝高级冰激凌等，这会让你的心情更加愉悦。

尝试制作这样的压力应对清单

- 泡温泉
- 旅行
- 看海
- 去美术馆
- 悠闲地在家泡澡
- 去公共大澡堂
- 打扫房间
- 整理文件和书籍,把不需要的扔掉
- 剪头发
- 去附近的公园散步,晒太阳
- 躺在草坪上
- 发呆
- 做适合自己的瑜伽

- 做伸展运动
- 看电视剧
- 看漫画
- 去百货商店的地下食品区寻找甜点
- 按摩
- 爬上附近的小山
- 早起看日出
- 吃高级冰激凌
- 喝花草茶
- 清洁锅具
- 在 KTV 尽情唱歌
- 连续听三首喜欢的歌曲
- 打开家里所有的窗户
- 摆放鲜花
- 看星星

优化饮食习惯，更好地应对压力

  为了更有效地管理压力和维持有序的生活，除了保证充足的睡眠外，规律的饮食习惯同样至关重要。在固定的时间进食，有助于保持身体和心理的健康。

  按时享用一日三餐，意味着我们每天都有三次放松身心的机会。人在进食时，自主神经系统的开关就会打开，从活跃的交感神经切换到放松的副交感神经。

  在三餐中，早餐尤其关键。这是因为每天早上在同一时间吃早餐，提高血糖水平，可以帮助大脑和身体保持平衡。

大脑的能量来源是葡萄糖，以糖原形式储存在肝脏中，但通常会在半天内消耗殆尽。因此，前一天晚上摄入的葡萄糖经过一夜的代谢，到了第二天早晨便所剩无几了。我们醒来时，大脑往往处于能量不足的状态，这时就需要及时从早餐中补充能量，以维持大脑的正常运转。

在这里，我想分享一些有助于缓解压力的饮食习惯。这些习惯能够促进5-羟色胺分泌，帮助大脑保持最佳状态。

首先，无论是哪顿饭，最好能在与人交流的过程中享用。比起孤独用餐，这样做更能促进5-羟色胺的分泌。

其次，要细嚼慢咽。**咀嚼能够提高5-羟色胺的活性，刺激副交感神经，从而达到放松的效果。**

最后，正如我在其他作品中也经常提到的，应该多吃肉。肉类富含色氨酸和胆固醇。色氨酸是人体必需的氨基酸之一，是合成 5-羟色胺的原料；胆固醇则负责传递包括 5-羟色胺在内的各种神经递质。从这个角度来看，爱吃肉的人往往具有更强的抗压能力，更不容易抑郁。

早起晒太阳，改善睡眠质量

接下来，我想和大家分享一个提升睡眠质量的小技巧，那就是每天早晨起床后，立刻拉开窗帘，让自己沐浴在清晨的阳光下。如果你经常受到压力困扰，就更应该享受早晨的阳光。

沐浴晨光不仅能让人精神焕发，还能促进大脑分泌5-羟色胺和褪黑素等物质，帮助神经递质恢复平衡。近年来的研究表明，**褪黑素不仅与睡眠息息相关，还有提高免疫力、预防衰老、缓解抑郁等多种作用。**

此外，早晨晒太阳还有助于建立良好的生物钟，令人在早晨精神饱满，在夜晚自然入眠。

我和大家简单解释一下生物钟的机制。生物钟在医学上指的是位于下丘脑视交叉上核（即视神经交叉处上方的区域）的神经细胞群。每天早晨，当光线照射到眼睛的视网膜时，这个直径约一毫米的区域便会向大脑各部位发送信号，促进神经递质的分泌，帮助人逐渐清醒。

由于这个区域还会影响自主神经和激素分泌，所以如果一个人长期缺乏阳光照射，身体的节奏就会被打乱，抗压能力就会降低。

5-羟色胺主要产生于脑干中央部分的中缝核。如果一个人经常熬夜或生活作息不规律，中缝核的功能就会受到影响。相反，沐浴阳光能够让这个区域更加活跃。

而且，如果一个人早上没有接受阳光的照射，到了晚上，褪黑素就有可能分泌不足，影响睡眠质量。因此，从增强抗压能力和改善睡眠质量的角度来说，建议大家早晨多晒晒太阳。

坚持有氧运动，让抑郁情绪一扫而空

每天坚持进行轻度有氧运动，可以有效缓解压力并预防抑郁症。在众多运动类型中，有氧运动有助于激活副交感神经，让身心得到放松。

在此特别推荐散步这一运动。有数据显示，健康的人步行越多，对身体健康越有益，最多可以走到12000步。然而，每天走12000步（7～8千米）并非易事，因此可以先设定一个3000～5000步的初步目标。

除了散步，游泳、骑自行车或伸展运动也是不错的选择。其中，伸展运动是改善血液循环、激活副交感神经的最简单方法。日本人往往认为伸展运动太复杂了，但实际上并非如此。我们无须记住复杂的动作或姿势，只要按照自己觉得舒服的方式进行即可——比如伸个懒腰，或轻轻拉伸大腿内侧的肌肉。最关键的是找到让自己感到舒适并能够坚持下去的方式。

总之，**我们不能整天沉迷于手机，或坐在电脑前不动**，那样只会让身心更加疲惫。

那么，对正在休养中的抑郁症患者来说，应该选择哪些运动呢？我的建议是，在感觉病情有所好转后，可以开始进行一些轻度的有氧运动，这能有效缓解抑郁症状。有研究指出，将步行等运动纳入治疗的抑郁症患者与仅接受药物治疗的抑郁症患者相比，前者恢复得更快，复发率也更低。

抑郁症患者缺乏活动身体的动力，由此会导致运动不足和肌肉力量下降。散步等有氧运动能帮助改善这一状况。然而，这一时期应避免进行剧烈的无氧运动。如果想利用这段时间锻炼身体，尝试力量训练，建议最好还是打消这个念头。

在休养期间，也可以把打扫卫生作为一项运动。进入恢复期后，可以先从打扫自己的房间开始，然后逐渐扩展到其他房间。当你能够用抹布擦拭整个家时，就可以考虑重返工作岗位了。

在办公室也能进行的高效解压方法

在现代人的生活中，工作压力无疑是最主要的压力来源。根据日本厚生劳动省 2020 年的"工作与压力调查"，职场人士普遍面临以下压力（可多选）：

- 42.5% 的人因"工作量"感到压力；
- 35.0% 的人因"工作失败，需要承担责任"感到压力；
- 30.9% 的人因"工作内容"感到压力；
- 27.0% 的人因"人际关系"感到压力。

由此可见，职场人士在工作中面临着多方面的压力。在此，我想向大家介绍一些仅需几分钟就能在工作场合放松身心、缓解压力的方法。掌握这些方法，将有助于减少压力积累，预防抑郁症。

具体方法包括：

- 伸懒腰
- 做伸展运动来活动身体
- 集中注意力，深呼吸
- 闭上眼睛，暂时不去思考任何事情
- 站起来走一走
- 喝些饮料或吃些甜食

其中，**伸懒腰是一种非常高效的减压方式，只需要几秒钟，便能有效缓解压力。**

实际上，精神紧张的人，身体往往也处于紧张状态，而放松身体也能让人感到心情放松。有些人在紧张时会下意识地抖腿，正是为了缓解焦虑情绪。当末端肌肉和神经被激活时,人的内心也会随之平静下来。此外,打电话时无意识地在便笺上涂鸦或者玩电话线,也是出于同样的道理。这些行为都有助于缓解内心的紧张。

因此,通过活动身体来缓解压力是有效的,除了伸懒腰,也可以简单地伸伸胳膊、踢踢腿。

除此之外,还可以尝试提踵运动。**将全身重量放在前脚掌上,慢慢抬起、放下脚后跟,以刺激小腿肌肉**。你不必担心周围人的目光,因为这完全可以在桌子下完成。当你不方便四处走动但感到疲惫不堪时,不妨偷偷尝试一下。

深呼吸也能帮助激活大脑和身体。深呼吸时,大量氧气会被输送到血液和全身细胞中。这样不仅能提高抗压能力,还能促进神经细胞之间的联系,激发动力。

当你感到莫名烦躁时,不妨进行几次深呼吸。方法很简单:自然站立,保持背部挺直,慢慢呼气,然后慢慢吸气,重复几次。

注意，先呼气是深呼吸的关键。几轮深呼吸后，你会觉得身体暖和起来，然后重新打起精神。

第 4 章

哪些人更容易抑郁

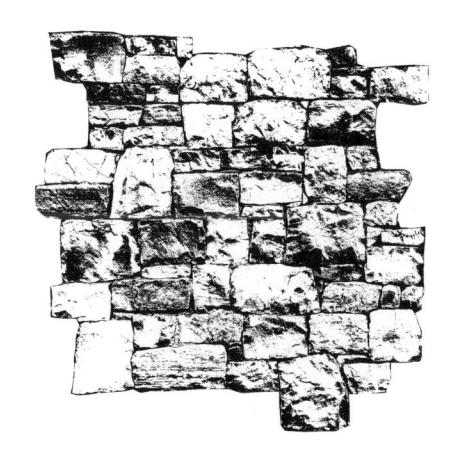

抑郁症不是心理脆弱

在上文中,我们已经探讨了抑郁症的成因:从硬件方面来看,是由于神经递质的不平衡;从软件方面来看,是一个人对事物的认知和态度存在偏差;从环境角度来看,是长期承受了过大的压力。在本章中,我们将进一步深入探讨人们患上抑郁症的原因,以便大家能够更好地预防和早期识别抑郁症,及时治疗。

在讨论这些原因之前,我想先澄清一个常见的误区:抑郁症并不是心理脆弱的表现。一个人是否患有抑郁症,与他的心理强度或精神强度无关，也与他是否坚强无关。因此，以下观点与一个人宣称自己"不会得癌症"一样荒谬。

✗ 因为我能力优秀、性格要强，所以不可能患上抑郁症
✗ 因为我开朗外向，所以不可能患上抑郁症

即使自认为能力优秀、性格要强或开朗外向，同样有可能患上抑郁症。

认为抑郁只是懒惰者的借口，也是一种严重的偏见，这种偏见会加剧患者的病情。**即使怀疑自己患上了抑郁症，却因为不想被他人视为懒惰而犹豫着不去就医，这样的情况不在少数**。同时，一些人会受到这种偏见的影响，产生自责，认为自己懒惰或心理脆弱。

实际上，抑郁症不能仅仅凭借意志力或精神力量来预防或治愈。就像癌症或心脏病不能仅仅通过决心或毅力来

治愈一样，抑郁症同样需要医疗干预。它不是一种只要休息就能自愈的疾病。

抑郁症不是慢慢就会自己好起来的，如果不及时治疗，病情将不断恶化。它不能仅靠意志力来克服，必须依赖专业的医疗手段。

环境变故带来的压力

正如我在前文中介绍的，**当一个人身处高压环境，大脑承受不住压力时，就可能引发抑郁症**。换句话说，就是大脑无法抵御外界的压力，处于能量耗尽的状态。

那么，当一个人面临怎样的压力时，更容易患上抑郁症呢？下一页以数值的形式展示了各种应激源对身心健康造成的损害程度。

这些变故会对身心健康造成伤害

- 配偶死亡 100
- 离婚 73
- 夫妻分居 65
- 近亲死亡 63
- 受伤、患病 53
- 结婚 50
- 失业 47
- 退休 45
- 怀孕 40
- 换工作 36
- 与上司发生冲突 23
- 搬家 20

引自《社会再适应评估量表》，华盛顿大学心理学家霍姆斯等人（Holmes et al.）

尽管不同研究者可能会得出略有差异的数据，但在所有研究中，"配偶死亡"几乎都位居榜首。

紧随其后的是"离婚"。此外，当一个人失去重要的人或物，如"近亲死亡"或"失业"，也很容易被丧失所造成的压力击垮。

除了丧失感，日常生活中的纠纷、工作问题、人际关系问题以及家庭问题等，都是引发抑郁症的常见压力源。

抑郁症发作的生理机制

接下来，让我们从脑科学的角度，更深入地探讨抑郁症的发病机制。

目前，关于抑郁症发病机制的代表性假说是"5-羟色胺假说"。这一假说认为，当大脑中的神经递质5-羟色胺水平降低时，脑功能会受到影响，导致其控制心境、情绪和思维的能力下降，最终引发抑郁症。

具体来说，5-羟色胺水平下降会导致脑源性神经营养因子（BDNF）水平降低，从而影响神经细胞的形态和功能，使神经细胞之间的连接减弱，进一步影响5-羟色胺等神经递质的传递。

众所周知，中年抑郁症患者在未来出现认知障碍的风险较高。这可能也与脑源性神经营养因子水平下降和神经细胞的损伤有关。

此外，当一个人缺少去甲肾上腺素时，也容易抑郁。顺便一提，去甲肾上腺素是肾上腺素去除N-甲基后形成的物质。

当人们感到愤怒时，体内就会分泌去甲肾上腺素，因此它也被称为"愤怒激素"。去甲肾上腺素的主要作用是提高血压和血糖水平，激活身体和大脑。当这种物质减少时，人们可能会感到缺乏动力、注意力不集中，大脑活力下降，这些症状最终都可能导致抑郁症。

容易抑郁和不容易抑郁的性格

在性格层面，哪些类型的人更容易受到抑郁症的困扰呢？

在精神医学领域，人们将精神疾病发作前的性格特征称为"病前性格"。特别是对抑郁症来说，病前性格与疾病的发作有着密切的联系。

德国精神医学家胡贝图斯·特伦巴赫（Hubertus Tellenbach）曾提出"抑郁亲和型性格"这一概念，指的是那些更容易患上抑郁症的人普遍具有的性格。这种性格特质与日本文化中所说的"执着"颇为相似。

这类人通常具有以下特点：强烈的责任感、认真细致、严谨自律。他们忍耐力强，勤奋进取，自我牺牲，遵守规则和秩序，具有强烈的正义感和完美主义倾向。

总的来说，这些人以踏实、认真、严谨著称。然而，**他们往往倾向于以固定的眼光看待问题，缺乏灵活性，固**

执己见，常有偏见，习惯独自承担问题。许多日本人就是这样，认真负责，但也容易墨守成规。

这种性格的人容易钻牛角尖，受到负面情绪的影响。他们不擅长释放压力，一旦负担过重，超出自己的承受能力，就容易陷入抑郁情绪。

特别是那些自认为认真且忍耐力强的人，更应提高警惕。因为他们往往会过度地去适应环境，尤其是在职场中。

越是认真的人，越有可能抑制自己的欲望，严格遵循环境的规范和规则，非常懂得察言观色。如果一个人总是压抑自己的感受，过度适应环境，就可能会感到精神疲惫。当然，为了在社会中生存，我们必须在一定程度上学会妥协，但也不能过度压抑自己，否则就可能出现抑郁情绪。

就像职业棒球投手过度训练可能导致肩部损伤一样，普通人过度努力也可能伤害自己的心灵。完全服从上司的命令，承担所有工作——那些过度适应组织的人往往会承受巨大的压力，最终走向抑郁。

一旦一个人陷入抑郁状态,大脑的反应就会变慢,工作能力下降,导致频繁出错,进而辜负周围人的期望。而这又会令他更加自责,最终导致抑郁症的发作。

抑郁症会遗传吗

虽然抑郁症不像后文将会介绍的双相障碍那样具有明显的遗传性,但它确实能在一定程度上"遗传"给下一代。现代精神医学认为,抑郁症的生物学遗传倾向相对较弱,但是由于还有环境因素的影响,如果一个人的父母或兄弟姐妹中有抑郁症患者,那么这个人患上抑郁症的风险便会相对较高。**在同卵双胞胎中,如果一人患有抑郁症,另一人患病的概率可能高达 70% ~ 80%。**

一个人容易或不容易患上抑郁症,与抗压能力密切相关。通常，抗压能力由以下两个因素决定：

第一，是本节重点讨论的遗传。具体来说，它与大脑中控制焦虑和紧张的神经递质的数量有关，这是与生俱来的。

第二，是成长环境。如果一个人在童年时期遭受虐待或忽视，其抗压能力可能会下降，精神疾病的发病率也会相应增加。

在成长过程中，如果一个人遭受重大压力，大脑某些部分的发育可能会受到影响，神经结构也可能受损。例如，作为情绪中枢的大脑边缘系统可能变得过于敏感，即使是微小的刺激也会让人感到恐惧或愤怒。

相反，如果一个人在适度的关爱中成长，其抗压能力往往较强。特别是在3岁之前，如果母亲经常紧紧拥抱孩子，对孩子悉心照料，孩子就会对周围的人产生信任。动物实验也表明，与母亲的肌肤接触可以激活孩子体内用于抗压的激素。

兄弟姐妹的抗压能力通常会处于相似的水平，就是因为他们受到的遗传因素和成长环境因素的影响都大致相同。

美国歌手珍妮·杰克逊（Janet Jackson）曾公开承认自己与抑郁症进行过激烈的斗争。她的哥哥迈克尔·杰克逊虽然没有作出过明确的声明，但许多精神科医生一致认为，他也可能存在抑郁倾向及其他焦虑症状。

在我看来，除了遗传因素之外，这兄妹二人的精神状况在很大程度上受到了成长环境的影响。父亲从小对他们进行严苛的训练，虽然将他们培养成了超级巨星，但也可能伤害了他们的内心。虽然名声显赫，但他们最渴望得到的是家人的关爱。我认为，**与硬件方面的遗传相比，软件方面的遗传，即思维方式的遗传，对一个人的影响更大。**

如果父母拥有我们之前提到的"应该"思维或"非黑即白"思维，那么孩子也容易形成类似的思维模式。

为什么女性更容易患上抑郁症

和男性相比,女性更容易患上抑郁症,患病概率大约是男性的 1.6 倍。这一现象在全球范围内普遍存在。

女性更容易患上抑郁症的原因主要有两个。

第一,女性的性激素水平波动更大。

例如,雌激素是女性体内主要的性激素,它对 5-羟色胺具有调节作用。如果雌激素分泌减少,5-羟色胺的作用就会受到影响,从而增加女性患抑郁症的风险。

雌激素的分泌量在围产期（孕期到产后一周）和更年期会出现显著变化。因此，不少女性会经历产后抑郁或更年期抑郁。

特别是产后抑郁，通常会在分娩后持续数月。包括原本就存在抑郁倾向的人在内，有10%～15%的产妇会出现产后抑郁。若不及时治疗，产后抑郁可能会发展成更严重的抑郁症，甚至危及生命。在这一时期，自杀成为女性死亡的主要原因之一。

第二，女性所处的环境更容易受到社会压力的影响。

尽管近年来日本女性的社会参与度已经有所提高，但在家务分担方面仍未实现男女平等。因此，女性若想兼顾事业和家庭，往往不得不牺牲睡眠时间。简言之，女性比男性更容易出现睡眠不足的现象，也更容易因过度劳累而患病。

同时，女性还要面对分娩、育儿、更年期等一系列挑战。多重压力叠加下，患抑郁症的概率自然会有所增加。

可能引发抑郁症的其他因素

除了上述原因以外,还有一些因素同样可能引发抑郁症。

季节性抑郁症

首先,是受自然环境影响的季节性抑郁症。

其中最具代表性的是冬季抑郁症。这是一种由于日照不足导致昼夜节律失调而引发的抑郁症。

在接近北极圈的北欧地区，冬季日照时间极短，许多人因此陷入抑郁状态。其原因在于，人体的生物钟（位于下丘脑的视交叉上核）需要阳光刺激才能正常工作。

对这种类型的抑郁症，可以采用高亮度光疗法，**强光照射可以促进 5-羟色胺等大脑神经递质的分泌。**

中年时曾患抑郁症的沃尔特·迪士尼就使用了类似的治疗方法——长期在阳光充足的夏威夷、佛罗里达等地度假，充分沐浴阳光。这帮助他恢复了健康，最终建立了迪士尼王国。

其次，风有时也会成为抑郁症的诱因。

例如，在法国南部，人们将从阿尔卑斯山脉吹来的干冷风称为"密史脱拉风"（Mistral）。每当这种令人不快的风吹起时，抑郁症的发病率就会增加。

同样，在德国的巴伐利亚地区，春季之初，阿尔卑斯山脉会吹来一种干热风——焚风（Foehn），气象术语"焚风效应"就源于此。当这种风吹入慕尼黑等大城市时，不仅抑郁症的发病率会上升，自杀率也会增加。

疾病与抑郁的关系

除了自然现象，人体内的各种疾病同样可能引发抑郁症。数据显示，因内科疾病住院的老年人，每五人中就有一人会出现抑郁症状。以下疾病与抑郁症的关系尤为密切。

癌症　患者可能因担心癌症复发而患上抑郁症。癌症本身也会导致免疫功能下降，带来一定负面影响。

急性心肌梗死　与癌症一样，急性心肌梗死同样可能危及生命。患者害怕复发，因此容易患上抑郁症。

脑卒中　脑卒中可能留下后遗症，这会令患者担心未来生活不能自理，从而陷入抑郁状态。多发性脑卒中同样是导致抑郁的因素之一。

糖尿病　糖尿病患者需要控制饮食，生活中的种种压力都有可能引发抑郁症。

阿尔茨海默病　在疾病早期，大约有 20% 的患者会陷入抑郁状态。

甲状腺功能减退症　当甲状腺功能失调、甲状腺激素分泌不足时，会出现类似抑郁的症状。但这并不是抑郁症，而是一种由激素引发的抑郁状态，可以通过血液检查与抑郁症相区分。

最近有研究发现，**雄性激素水平的下降也可能引发抑郁状态**。

人逢喜事也有抑郁风险

如前所述，抑郁症的诱因千变万化。有时候，一些本应带来喜悦的事情，如晋升或升学，也可能引发抑郁症。这是因为这些喜事的到来大多伴随着环境的剧变，如果将这样的变化视为压力，就可能因此陷入抑郁。

以职场晋升为例。晋升通常意味着更大的责任和压力，如果一个人在晋升后感到"现在下属增多、责任加重，真是不容易"，或者产生"我其实不适合担任社长（董事、部长等）"的自我怀疑，感到压力很大，就可能出现抑郁。

顺便提一下，嘎嘎小姐（Lady Gaga）曾公开表示自己正在服用抗抑郁药，与抑郁症作斗争。当听到这一消息时，我首先想到的是，这或许也是一种"晋升抑郁"。她从一个默默无闻的年轻女性一跃成为世界知名的歌星，环境的巨大变化可能让她难以适应，从而导致抑郁。

老年抑郁症：与中青年抑郁症大不同

接下来，我想和大家聊一聊我的专业——老年抑郁症，也就是 65 岁及以上人群的抑郁症。

抑郁症的早期症状包括无精打采、缺乏动力、食欲缺乏、睡眠障碍（容易半夜醒来）等。但对老年人来说，即使出现这些症状，他们自己和周围的人往往也会认为这是因为上了年纪，并不予以重视，结果导致症状不断恶化。

有时，即使老年人不外出、不换衣服、不洗澡，家人也会首先怀疑"他是不是老年痴呆了",而忽视抑郁症的可能。

此外,当老人抑郁时,可能会变得更加健忘,这同样会被误认为认知障碍。注意力下降、无法集中精力等常被视为认知障碍症状加重的表现。而且,由于日本的老年人中独居者较多,他们的抑郁症状很难被其他人察觉,所以更容易加剧病情。

然而事实上,**在75岁以下的老年人中,患抑郁症的人数远多于患认知障碍的人数**。特别是65～69岁这个年龄段,患认知障碍的人数仅为总人口数的2.9%,70～74岁的认知障碍患者比例也不过4.1%。相比之下,抑郁症患者的比例大约为5%。因此,如果该年龄段的老人出现健忘等症状,首先应该怀疑是不是抑郁症。

另外,即便患者及时就医,由于日本目前依然缺乏专门针对老年人的精神科医生,很多时候医生也只会进行认知障碍的相关检查,忽视抑郁症的可能性。

这就导致许多老年抑郁症患者无法及时接受治疗，患病人数不断增加，病情持续恶化。

老年抑郁症的发病原因

那么，老年抑郁症是如何发病的呢？有几点与中青年不同，值得我们关注。

首先，随着年龄的增长，大脑中的神经递质 5-羟色胺的分泌量会进一步减少。年轻时，神经递质的总量较为充足，即使有所减少，通常也不会降至引发抑郁症的水平。然而，随着年龄的增长，神经递质持续减少，哪怕是微小的变化，也可能使 5-羟色胺水平跌破临界值，从而引发抑郁症。

其次，老年人容易出现脑动脉粥样硬化，这也与抑郁症有关。动脉粥样硬化加重时，血管壁在多种因素的作用下增厚，导致血液流动变得困难。当脑部血液循环受阻时，人的情绪控制能力将会减弱，例如无法抑制愤怒，这些情况也被认为是导致抑郁症的原因之一。

再次，随着年龄的增长，人的抗压能力会逐渐下降。再加上体力的衰退，那些年轻时能够应对的压力，在晚年可能就会变得难以承受，更容易使人陷入抑郁状态。

最后，老年人还要面对越来越多可能导致抑郁的环境因素，例如丧失。退休后无法适应新的社会角色、配偶去世、子女独立等带来的失落感，以及独居的孤独感，都可能对老年人的身心健康造成损害，成为抑郁症的诱因。

此外，如前所述，住院也可能引发抑郁症。**对老人而言，身体与心理的联系比年轻人更为紧密，身体不适可能导致心理问题，而心理问题又容易引发身体症状**。有研究表明，老年人如果因其他疾病入院，住院期间很容易患上抑郁症，而且一旦患病，住院时间可能会延长至原本住院时间的两倍以上。

老年抑郁症的特有症状

当老年人遭受抑郁症的困扰时，会有哪些症状呢？

首先，和年轻人相比，老年人容易表现出更多的身体症状。许多老年人会有头晕、耳鸣的情况，也有人感到头痛、腰痛、膝盖疼痛、胃部不适等。这些症状可能导致老年人食欲减退，甚至出现营养不良或脱水的状况。

其次，老年人的记忆力会随着年龄增长而逐渐下降，但当他们患上抑郁症、对外界失去兴趣时，记忆力的减退会更为明显。与认知障碍患者不同，抑郁症患者通常可以意识到自己的记忆力出了问题，尽管外人可能会简单地认为"他就是老糊涂了"。

再次，在精神状态方面，老年人更容易受到各种妄想的困扰，如疑病妄想、贫困妄想、自罪妄想等，同时可能伴有精神运动性兴奋，表现为异常烦躁、坐立不安，一些抑郁症患者甚至可能变得多话和兴奋。

最后，与年轻人相比，老年人往往缺乏释放压力的途径，因此一旦心情沮丧，就很难自我恢复。这进一步增加了他们患上抑郁症的风险。

老年抑郁症治疗须知

那么，老年抑郁症应该如何治疗呢？归根结底还是这句话：早发现、早治疗。

换言之，就是要尽快开始药物治疗。与年轻人相比，老年人使用抗抑郁药往往能取得更好的效果。

原因在于，中青年抑郁症的成因较为复杂，往往涉及心理因素，而老年人的情况则相对简单——随着年龄增长，大脑中的神经递质分泌减少。因此，只要开始服用调节5-羟色胺水平的药物，症状通常会有显著改善。

那些晚年失去配偶的老人可能会感到自己已经活得太久了，陷入深深的沮丧之中。如果在这时服用抗抑郁药，一个月后，症状往往会有所缓解，他们甚至可能会说："医生，我不能再这样下去了，我要替老伴好好活着。"

然而，我们必须认识到，效果越好的药物，副作用往往也越大。特别是对老年人来说，即使是普通的感冒药，也可能让他们感到兴奋、出现幻觉或者反应迟钝。

此外，由于老年人代谢药物的能力下降，药物在体内的半衰期会有所延长。因此，医生在为老年人开具抗抑郁药时，必须更加谨慎地调整剂量。

双相障碍：抑郁与躁狂

接下来，我想和大家聊一聊与抑郁症症状相似的其他精神疾病，首先是双相障碍。这是一种曾经被称为"躁郁症"的疾病，患者时而感到情绪低落（抑郁状态），时而感到情绪高涨（躁狂状态）。

在躁狂发作期间，患者或许会变得异常兴奋、精力过剩。他们可能说话速度极快、滔滔不绝，即使不睡觉也感觉不到疲倦，甚至认为自己无所不能。在这种状态下，有些人会无节制地消费，比如将所有积蓄投入股市，最终导致倾家荡产。我的一位患者就曾在短时间内通过信用卡消费了 500 万日元。

2013 年以前，双相障碍与重性抑郁症一样，被认为是一种心境障碍。医学界也一直将双相障碍视为"带有躁狂状态的抑郁症"，即抑郁症的一种形式。

但随着时间的推移，人们逐渐认识到，与抑郁症相比，双相障碍更像是大脑硬件出了问题。因此，从 2013 年开始，它被重新定义为一种介于抑郁障碍与精神分裂症谱系之间的疾病。

双相障碍与抑郁症曾同属于心境障碍，即使是精神科医生也难以将两者区分开来。通常情况下，双相障碍患者的躁狂期占据了 5% ~ 10% 的时间，剩下的大部分时间仍处于抑郁状态。患者在躁狂期往往不会寻求医疗帮助，因为他们觉得自己此时"状态极佳"，只有在状态不佳的抑郁期才会前往医院就诊。

因此，精神科医生往往需要面对明显处于抑郁状态的患者，听他们抱怨："医生，我睡不着。""我没有食欲。"在这种情况下，医生可能会先开具一些抗抑郁药，观察病情变化。如果一段时间后药效不佳，或者患者迅速转为躁狂状态，才会确诊为双相障碍，调整治疗方案。

此外，有些抑郁症患者可能认为自己未经治疗就自愈了。实际上，**他们很可能是轻度躁狂的双相障碍患者（即双相 II 型障碍**①**）。当轻躁狂发作时，他们的情绪会有所改善，误以为自己已经走出抑郁了**。然而，随着时间的推移，抑郁再次发作，他们又会回到起点。

双相障碍原则上是一种终生需要药物治疗的疾病。当患者处于抑郁状态时，抗抑郁药或许有一定效果，但必须注意，患者也可能突然转换为躁狂状态。

---

① 通常来说，双相 I 型障碍患者有躁狂、抑郁表现；双相 II 型障碍患者只有轻躁狂，无躁狂发作，患者多数时间处于抑郁状态。

适应障碍：警惕新型抑郁症

近年来，不知大家是否经常听到适应障碍这种疾病？这是一种因无法适应生活或环境变化而产生抑郁情绪的心理障碍。在日本，它曾被称为"新型抑郁症"，但其正式名称为"适应障碍"。

适应障碍的临床表现多种多样，包括情绪低落、焦虑不安、失眠等，与抑郁症有许多相似之处。主要区别在于，适应障碍患者只有在承受特定压力时才会感到不适。一旦远离应激源，他们通常会迅速好转，恢复正常生活。简言之，就是"白天在公司时状态不佳，晚上回到家就精神饱满"。

因此，适应障碍有时被戏称为"偷懒病"。与抑郁症相似的是，认真的人往往更容易患病——因为他们过于渴望适应新环境。

那么，该如何治疗呢？首先，患者需要多休息。同时，要找到压力的根源，学会放松，重新审视自己的工作方式。

实际上，在职场中，越是努力适应的人，越容易患上适应障碍。而那些对工作漫不经心、不太在乎的人，反而不太容易生病。

适应障碍的治疗方案与抑郁症相似，但**由于这种疾病主要是由心理因素引起的，5-羟色胺分泌不足的影响较小，所以药物治疗的效果并不理想**。然而，如果患者能改变对应激源的看法，告诉自己"不努力适应也没关系"，病情通常就会有所改善。因此，可以通过前面介绍的认知疗法进行治疗。

第 5 章

家人患上抑郁症，怎么办

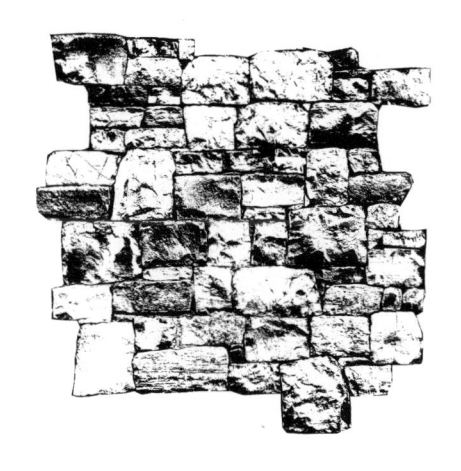

家人在识别抑郁症中的关键作用

在众多疾病中，抑郁症尤其需要家人的理解和支持。在本章中，我将为大家详细介绍，作为家人该如何与抑郁症患者相处。

首先要明确一点：通常只有家人或亲近的人才能察觉到患者的异常。患者本人往往意识不到自己患病了，即使知道自己最近"状态不好"，也可能不愿意承认是抑郁症，不会主动去精神科就诊。

因此，家人能及时发现患者和平时不太一样，并建议他去看医生，其实对抑郁症的早期治疗是非常重要的。

抑郁症是一种外在表现较为明显的疾病。当我们注意到一个人的表情、态度出现以下变化时，就要怀疑他是否抑郁了。

- 表情阴沉，总是一副悲伤的样子
- 面无表情
- 强颜欢笑，强迫自己笑出来
- 脸色很差
- 整个人无精打采

特别是当一个原本性格开朗、脸上总洋溢着笑容的人出现上述变化时，需要格外引起注意。

此外，当一个人抑郁时，用语也会发生变化。他会频繁使用"最坏""完了""没希望了""不可能""没用""毫无办法"等消极词语，也会经常使用第一人称说一些自责的话，比如"是我不好""必须由我来做""我的责任""我的职责"等。

在行为方面，他可能出现以下变化。

- 不注重穿衣打扮
- 变得寡言少语
- 与人交谈时反应变慢
- 动作变得迟缓

当然，工作中的表现也会发生变化。对独居人士来说，同事和他在一起的时间或许比家人还长。如果你发现同事出现以下问题，就有理由怀疑他可能抑郁了。

- 迟到的次数增加
- 频繁出错
- 判断力或效率下降
- 不愿交流
- 经常一个人吃午餐

如果多种情况同时出现,那么这个人很可能已经处于抑郁状态或者患上了抑郁症。

意识到家人患上抑郁症，应该做什么

那么，当我们意识到家人患上抑郁症时，该做些什么呢？大致有以下四件事。

鼓励并陪伴患者就诊

当我们察觉到家人的异常时，首要任务是建议他们去精神科就诊。

正如我在前文中所说，有时即使患者意识到自己状态不好，也可能因为不愿承认患有抑郁症而不去主动就医。这时，家人的劝说就显得尤为重要。

如果成功说服了患者前去就医，我建议大家还要陪他初次就诊，这有助于医生做出更准确的诊断。医生可以从患者和家人那里获取信息，家人与医生的直接沟通也有助于更深入地理解如何才能帮助患者。

复诊时，同样建议大家偶尔抽出时间陪患者一起去。**这样做除了可以及时向医生反馈患者的近况，还能听取医生的意见，更全面地了解病情及治疗进展。**

倾听、理解和支持

当家人被诊断为抑郁症，开始治疗和休养时，我们的任务就是做一个合格的倾听者。如果患者不愿意交谈，我们也要用实际行动告诉他"等你想说的时候，我随时愿意听"，让他感觉自己没有被孤立、排斥，这一点非常重要。

在与患者交流时，应当多听少说，尽量避免将自己的观点强加给他，尤其不要否定他的感受。除了"我想自杀"等紧急情况外，大多数时候，最好顺着他，多听听他在说什么。

重要的是，我们不应表现出同情，而是要表达理解和支持。这是心理咨询师在进行倾听式咨询时的基本技巧，通过倾听和肯定来支持对方。

具体来说，就是不要高高在上地说"你真可怜"，而是应当站在对方的立场上说"这样确实很难受""真不容易啊"。如果表现出同情，可能会让患者觉得自己很没用，需要别人的同情，从而失去信心，陷入更深的无力和绝望。

当患者自嘲时，也要尽可能地肯定他："你已经做得很好了。""我知道，你一直在努力。"

等患者开始接受治疗，只要症状有所改善，就应该及时与他一起感到高兴，多说"太好了"。例如："能睡着了，太好了！""有食欲了，太好了！"就这样不断地给予肯定。

同时，也不必强迫自己表现得过于热情。对患者来说，**在确诊抑郁症后，家人还能像往常一样对待自己，也是一种支持和肯定。**

我们不必特别关照他，也不必包揽他生活中的所有事务。如果表现出"一切交给我"的态度，患者可能会觉得自己很没用，什么都做不了，从而更加消沉和自责。

确保患者正确服药

家人在抑郁症患者的治疗过程中扮演着无可替代的角色，特别是在确保患者正确服药方面。

当医生询问患者有没有按时吃药时，几乎所有患者都会回答"有"。在这种情况下，医生只能相信患者的说法。但实际上，不少患者在病情稍微好转后，会觉得自己已经好了，于是擅自停药或减少剂量。

一些患者过于悲观，认为反正吃药也没用，会索性放弃服药。还有一些患者因为生活不规律，难以按时服药。

因此，为了帮助患者冲破"抑郁之墙"，需要家人监督患者正确服药，防止擅自停药。同时，家人还要观察药物的效果，并在陪同患者去医院时，将这些情况告知医生，以便医生制定或调整治疗方案。

特别需要注意的是，如果患者服药后感觉更难受了，或者情绪变差、出现躁狂状态，一定要及时告知医生。

帮助患者处理事务

患上抑郁症的人，尤其是在急性期时，本人或许什么也做不了了。这时，就需要我们替他处理一些事务。

例如，我们可能需要帮他分担家务，如做饭、打扫卫生、洗衣服等，患者可能在一段时间内无法完成这些工作。

此外，**抑郁症患者不仅身体会变得迟钝，大脑功能也会受到影响，导致判断和决策能力下降。**因此，在某些情况下，我们可能需要帮助患者做出重要决定，如是否因病休假、是否需要住院等。

虽然这些决定都要与患者本人商量，但最终往往是由家人来做出选择的。

与抑郁症患者相处的注意事项

预防自杀是关键

有句话我不想一再重复，但还是要提醒大家：抑郁症是一种可能导致自杀的疾病。越是认真负责的人，越容易走极端。这种人习惯将一切责任揽在自己身上，一旦抑郁，就会越发自责。

"我这个样子，真是对不起家人！""给公司添麻烦了，真是抱歉！"……他们会不断责备自己，认为自己毫无价值，进而产生"既然我这么没用，干脆别活了""如果我不在了，可能对大家更好"之类的想法。原本就缺乏自我认同感、自我评价比较低的人，更容易觉得自己什么都做不好，进而去寻短见。

当一个人考虑自杀时，通常会经历两个阶段。第一阶段是"希望死去"，指的是尽管有轻生的念头，但还没有具体的自杀计划；**第二阶段是"渴望自杀"，指的是已经考虑好具体的自杀方法，甚至开始做准备，或者已经准备好了。后者更加危险。**

有自杀念头的人通常会向周围的人发出信号。以下是几种需要引起我们重视的信号。

首先，当一个人说出"趁这个机会，彻底大扫除一下吧"，开始整理个人物品时，我们就需要提高警惕了。这是一个相当危险的信号。不少人看似精力旺盛，但在打扫完卫生后就上吊自杀了。同样，当一个人开始赠送或丢弃自己珍视的东西时，也值得引起注意。

其次，患者亲口说出"自杀"这个词，也是一个危险的信号。

有人可能认为嘴上说着自杀的人，并不会真的去死，虽然这种情况的确存在，但这样的观点是错误的。相比什么也不说的人，会说出这个词的人的自杀率要高得多。

当我们听到一个人暗示死亡，比如"我想消失""我想一直这样睡下去"，或者听到老年人说"希望那一天早点到来""想早些去陪（已故的）老伴"时，一定不能放松警惕，更不要漫不经心地反问："你真的想死吗？"

再次，**如果一个人对周围的人表达感激之情，如"一直以来，真是谢谢你了"，也要提高警惕**。他可能是在做最后的告别，与之类似的还有"孩子就拜托你了""多谢你这些年来的照顾"等语气郑重的临别话语。

最后，其他需要引起我们重视的行为还包括：

- 前往有纪念意义的地方

- 表现得异常开朗
- 擅自中断治疗
- 情绪不稳定
- 因小事引起纠纷
- 酒量增加

如果患者擅自中断治疗,就说明治疗进行得并不顺利,也就意味着他存在自杀的可能。

如何与有自杀倾向的人相处

为了防止悲剧发生,作为家人,我建议大家认真倾听患者表达的"已经痛苦到活不下去"的心声。正如我在前文中所说,不要批评或者评价他,而是做一名倾听者,站在他的角度,理解他的痛苦,让他知道有人关心他、爱他,对他说:"一定很难受吧。""我希望你能活下去。"如果对方说:"我这种人还是死了算了。"请一定告诉他:"我是真心希望你能活着。"

面对有自杀倾向的家人，我们还可以对他说出以下这些话。

- 我希望你能活着，一定不要想不开。
- 你对这个家来说非常重要，我希望你能活下去。
- 只要你活着，我就觉得很幸福。只要你在我身边就好。
- 如果你死了，我会非常伤心。
- 想死是因为你生病了，既然是病就一定能治好。
- 我希望你向我保证，一定不会想不开。

另外，为了防止患者自杀，请不要让他长时间独处。

我们可以将刀具、绳子等可能用于自杀的物品放在他看不到的地方，如果住的是高层公寓，最好把窗户锁上。**哪怕只是拖延几秒、几十秒，也能在一定程度上防止冲动性自杀。**

如果家人之间住得比较远，当你听到他在电话里暗示要自杀时，哪怕是必须坐飞机也要立即赶去确认他的情况。

即便家人被确诊为轻度抑郁，也不能掉以轻心。因为不少轻度抑郁患者同样会考虑或尝试自杀。有些人虽然外表看起来开朗，但实际上已经觉得活着很痛苦了。他们不断自责，对未来感到绝望，在脑海中反复思考"自杀"这个词。

在治疗过程中，最危险的其实是恢复期。因为在最糟糕的急性期，患者往往没有自杀的心力和体力。但在他们进入恢复期，稍微恢复了一些体力后，就有可能重新想到自杀。

这些话千万不能说

在与抑郁症患者交流时，无论他是否有自杀倾向，有些话一定不能随便说。

首先是很多人都知道的"加油"。这是绝对不可以说的，因为原则上，我们不能盲目地鼓励抑郁症患者。

很多人之所以患上抑郁症，就是因为他们已经过度努力工作、过度投入家务和育儿了。**如果此时再对他说"我期待你能做得更好，加油""我会支持你，加油"，可能会将他逼入绝境，让他感到自己已经无法更努力了。**

特别是在最痛苦的急性期，我们口中的"加油"可能会被他们理解为"还要继续努力"，但在抑郁的重压下，他们往往感到力不从心，这种无力感只会让他们更加自责。最糟糕的情况，他们可能会产生"像我这样的人活着还有什么意义"的想法，甚至考虑自杀。

尽管对许多日本人而言，"加油"几乎成了一种习惯性的鼓励，然而在面对抑郁症患者时，最好改用"没关系，慢慢来"，这同样能够传达支持和理解。虽然在某些时刻，"加油"也可以是一种正面的鼓励，但要把握合适的时机。所以安全起见，我建议尽量避免使用这个词。

同样，"打起精神"也是不恰当的。抑郁症患者其实是想要振作的，但往往做不到，这种不切实际的鼓励只会增大他们的压力。

其他可能加重患者心理负担的话，比如"接下来你打算怎么办"或"你什么时候能好"，也最好不要说，因为这些话可能会使他们的情况变得更加糟糕。

"快点好起来"听起来似乎是在表达关心，但也可能让对方感到焦虑，因为它隐含着"你必须尽快恢复"的压力，所以最好不要说。相反，可以告诉他"不要着急，慢慢来"。

此外，千万不要对患者说："咱们家断了收入可怎么办呀？你要加油啊！"即使家庭经济暂时有困难，也不要当面给他增加压力。

"我也很辛苦"同样是应该避免的。因为对抑郁症患者来说，增加家人的负担本来就是极其痛苦的。

他们并不是懒惰，而是比任何人都感到焦急和自责，内心充满了焦躁、罪恶感和无力。如果在这种情况下说出不恰当的话，只会让他们感到更加内疚。

在表达关心和在意时，请尽量不要使用否定性的词语，比如："你怎么又剩饭了？""还是睡不着吗？"相反，在他们吃完饭后，可以肯定地说："现在能吃这么多了呀。"

"寻找原因"也是应该避免的。"你为什么会得抑郁症"这样的问题只会让患者更加愧疚。特别是在家人之间，不应该相互指责"他患上抑郁症究竟是谁造成的"。

下页列出了其他一些不应该对抑郁症患者说的话，供大家参考。

不应对抑郁症患者说的话

✕ 打起精神，病就好了
✕ 别什么也不做，动起来
✕ 振作一点
✕ 是你神经太敏感了
✕ 还有比你更辛苦的人
✕ 适可而止吧
✕ 人生就是这样的
✕ 玩个痛快，把一切都忘掉
✕ 不要这么沮丧
✕ 不能因为一点小事就沮丧
✕ 别想太多
✕ 偶尔笑一下嘛
✕ 不要发牢骚啦
✕ 那样是不行的
✕ 只是买个东西，这都去不了吗
✕ 在你父亲的年代，大家都那么拼命地工作

还有哪些注意事项

那么，除了前面提到的内容，与抑郁症患者相处时还需要注意什么呢？

避免在患者面前表现得愁容满面或唉声叹气。**如果总是一副闷闷不乐的样子，不住叹气，可能会让患者觉得"是我拖累了你们"，从而加剧其沮丧情绪。**

不要轻易让患者做出判断或决定，哪怕这些决策看似微不足道。例如，最好不要询问急性期的患者："你今天晚上想吃什么？"因为对他而言，即便是简单的选择也可能是一种负担。相反，你可以提出具体的建议，比如："吃火锅怎么样？"

当患者向我们寻求意见时，一定要给出明确的答复。如果患者是妻子，当她好一些、可以做饭了的时候，问你"今天想吃什么"，一定不要回答"随便"。相反，应该选一个简单的菜请她做，比如："厚蛋烧就不错。"

此外，不要随意邀请患者外出。特别是急性期的患者，虽然他这段时间在休息，或许看起来比较无聊，但千万不要随便发出邀请："去散步吗？""很久没喝茶了，去喝茶吗？""去喝酒吗？"诸如此类。

因为，患者即便心中觉得很累、不想去，但为了照顾我们的情绪，也可能硬着头皮接受邀请。然而，这往往会让他们更加疲惫，情绪越发低落。尤其是急性期的患者，外出只会增加他的负担。所以，最好不要勉强患者外出，而是应该让他多休息。

同时，我建议大家热情地和患者打招呼。简单的问候，比如早上说"早上好"，晚上说"晚安"，出门前说"路上小心"，回家时说"我回来啦"，都会让他的内心感到温暖。

如果患者是全职太太，我们要尽可能帮她分担家务和带孩子的压力。越是认真的人，越倾向于坚持自己完成所有的事。这时，就需要家庭成员主动承担这部分工作，让她能够尽量休息。

当患者略有好转时，我们要及时给他的焦虑情绪"踩刹车"。抑郁症很容易复发。**患者或许急于恢复工作或重新融入社会，这时就需要有人劝他不要心急，这也是只有亲近之人才能做到的事**。

即便患者已经顺利返回工作岗位，也要继续做好守护和监督的工作，确保他没有过分拼命。我们需要时刻观察他的生活和情绪状态，包括是否睡得好、是否吃得好、情绪是否稳定、是否经常不高兴、是否逃避与人交往、是否出现行动迟缓或语速较慢的情况。

在察觉患者病情是否复发这一点上，家人扮演着至关重要的角色。就像初次发作时一样，抑郁症复发同样需要及时发现和治疗。有时患者可能已经意识到了自己的病情有所反复，但因为不愿承认而未能及时应对，导致情况变得更糟。因此，家庭成员必须做好监督工作。

调整心态，保护好自己

还有一件事我想提醒大家，那就是：别让自己也患上抑郁症。

家人和患者生活在同一个屋檐下，很容易产生自责，认为"如果我早点发现，他可能不会这么严重""我为什么当初不多关心他一点"。**由于抑郁症具有一定的遗传性，家庭成员之间也可能会出现"抑郁连锁"现象。**

特别是那些具有完美主义倾向的人，更容易产生负罪感。当然，这种自我指责并不能帮助患者早日康复。相反，当患者察觉到家人的自责时，可能会想："是我给大家添麻烦了，我还是死了更好。"因此，请不要让自己也陷入沮丧。

此外，家人也需要警惕自身的认知偏差。如果我们以一种绝望的态度看待患者，认为这个人已经完了，这种消极预期可能会不自觉地加剧患者的症状。

当你感到自己快要承受不住压力时，不妨参加当地的家属互助小组。通过与其他患者家属交流，不仅能够得到理解和支持，还能重获信心。同时，这也是一个获取有用信息的重要渠道。

家人保持身心健康，对抑郁症患者的精神状态同样至关重要。

如何应对工作问题

对抑郁症患者而言，尽早察觉自己的病情对保住工作至关重要。如果病情发现过晚，工作效率可能会下降，工作中的错误也会增多，这不仅会招致上司的责备，还可能让自己面临降职或解雇的风险。而一旦发展到这一步，病情往往会进一步恶化。

相反，如果能够及时察觉并开始治疗，那么患者不仅有望在康复后重返工作岗位，而且在休假期间也有可能获得补偿。

哪种选择更有利是不言而喻的。**及早发现和治疗抑郁症，也是一种保护工作和生活的"人生自卫能力"。**

总之，未能及时察觉抑郁症病情，将带来巨大的损失。在社会保障体系中，如果一个人被诊断出某种疾病，就能获得各种形式的保障。周围的人也会对他更加宽容，因为他们知道这个人生病了。而如果一个人没有被确诊，仍然坚持工作，周围的人只会认为他懒惰、缺乏积极性或年老力衰、能力下降。哪怕只是为了避免上述情况的发生，我们也要尽早发现病情。

学会请病假

被诊断出抑郁症后，我建议患者尽快申请病假。如果犹豫不决，那就和没有察觉到病情一样，只会让情况变得更糟。

有些人可能会疑惑：病假是那么容易请的吗？实际上，只要持有医生的诊断书，请假并不复杂。

在日本，如果你在一家员工超过 50 人的企业工作，根据法律规定[①]，每年都要进行一次压力检查。人事等部门应该早已了解哪些员工的压力较大（请放心，原则上员工信息不会外泄）。你只要携带主治医生的诊断书，向上司、人事部门和公司医生提出申请，通常就能顺利请到病假。另外，如果你告诉主治医生自己想要休息，医生一般会立即为你开具诊断书。

在请假过程中，如果上司、人事负责人或公司医生有疑问，而你担心自己解释不清楚，也可以请求主治医生直接给他们打电话解释。

在中型以上企业工作的员工通常可以通过这种方式请到病假。因为公司需要尽可能满足员工的需求，这是企业的责任。而且从得失角度考虑，公司也更倾向于让员工休假。

---

① 日本《劳动安全卫生法》修正案规定，50 人以上企业必须让所有员工接受工作压力检查。对压力过大者，企业有义务调整其工作内容、缩短其工作时间。该修正案自 2015 年 12 月起实施。

因为现在，如果一家公司忽视员工的休假申请，致使员工自杀，可能会面临破产危机。它不仅要受到媒体的抨击，还会在社交媒体上遭到舆论的批评，导致股价下跌，甚至影响到接下来的招聘。因此，如果员工带着诊断书提出申请，通常不会被拒绝。

小型企业的情况可能有所不同，但因病休假是每个人的权利。如果生病了，就不要犹豫，请及时与公司沟通。

正如我在序言中提到的，"患上抑郁症"也是一个巨大的转机，让我们有机会重新审视自己的工作方式和生活方式。换句话说，抑郁症的诊断书其实是一份许可证，让你能够在获得补助金的同时休息一段时间。因此，获得这份许可证、给自己放个假，可能也是开始新生活的契机。

当下属提出休假时……

反过来，假如你的下属患上了抑郁症，作为上司又该如何应对呢？

当你听到作为下属的患者说"我有点不舒服,想和您聊聊"时,应立即与他沟通。如果你平时就注意观察下属的工作表现,大概已经能猜到他想聊什么了。这时,一定要及时沟通,切勿搪塞对方:"我现在很忙,下次再聊。"因为在此期间,他的病情可能会继续恶化。

在沟通时,可以借鉴患者家属的做法,做一个合格的倾听者。不要急于给出建议或指出问题,也不要轻率地说"加油"。

在了解对方想法的同时,可以考虑休假的时机。**如果对方只是轻度抑郁,不需要休假,也可以考虑其他解决方案,例如缩短工作时间、调整工作内容或重新分配工作任务。**

在处理休假等问题时,我们有时需要与其他人协商,但病情是重要的个人隐私,除非征得对方的同意,否则不能轻易向其他人透露。而且在描述病情时,要避免直接说"他抑郁了",可以委婉地表达,比如:"他最近压力比较大，身体不太舒服，正在接受心理治疗。"

在下属休假期间，除非本人明确表示不希望被打扰，否则可以定期与他保持联系。对患者来说，如果知道公司还有人在惦记着他、定期关心他，通常会对其精神状态产生积极的影响。

返岗时请注意

当抑郁症患者进入恢复期的后半段，并且满足以下三个条件时，就可以考虑重返工作岗位或开始寻找新的工作了。

首先，也是最重要的，是完全康复。只有当患者不再感到抑郁，心理状态有所改善，症状基本消失，并且本人也有意愿返回工作岗位时，才应考虑复工。

其次，患者需要作息规律。这包括保证充足的睡眠和一日三餐按时吃。

最后，患者的体力也必须基本恢复到过去的状态。患者应当能够轻松应对日常生活，如做家务、购物、享受个人爱好。

如果上述条件都已满足，便可以咨询医生是否可以回去工作了。这时，医生可能会建议："嗯，你已经好多了。让我们继续观察一个月，然后再做决定。"

在这个阶段，**我建议患者每天外出散步，如果已经在散步了，不妨考虑逐渐增加行走的距离**，从最初的散步 30 分钟慢慢增加到 1 小时左右，这样不仅可以观察自己的体力是否已经恢复，还能进一步锻炼身体。

如果家附近有图书馆，我建议先不急于去公司，可以每天去图书馆，模拟上班族的日常。患者可以在那里阅读书籍、杂志，使用电脑。开始时可以是 1 小时，然后逐渐增加到两三个小时。

在正式重返工作岗位前，可以先在通勤时间独自前往公司，体验在拥挤的地铁中，自己的精力和体力能否适应。

如果感到困难，应及时与医生联系，开具新的诊断书。

与此同时，患者还应与公司沟通，进行一些工作上的调整。具体来说，就是沟通工作内容、工作时间、待遇和具体哪天返岗等问题。

在抑郁症康复初期，建议不要立即恢复全职工作。患者可以与上司协商，先从每天工作半天，或者每周工作三天开始，逐步增加工作时间。

因为对这个阶段的患者来说，立刻像生病前那样全身心投入工作是不现实的。因此，可以考虑实施以下的"8周复职计划"：

- 第1~2周，每隔一天去公司，工作时间不要太长。
- 第3~4周，每隔一天去公司，工作7个小时；或者每天去公司，工作5个小时。
- 第5~6周，每天去公司，工作7个小时。
- 第7~8周，每天去公司，工作8个小时，不要加班。

通过这种方式，患者可以一边观察自己的身体状况，一边逐步增加工作时间。现在，许多精神科医生都熟悉这一计划，建议大家尝试。

重返工作岗位时，尽量不要转去其他部门，最好继续做之前的工作。这是因为，工作环境的变化本身就是一种压力。

实际上，有些人回到工作岗位后，可能会因为体力不支或人际压力等原因，再次出现抑郁情绪。然而，恢复工作也有很多好处。每天去公司可以帮助一个人保持生活节奏的稳定，让饮食和睡眠更加规律。同时，这个过程也有助于锻炼身体，促进体力的恢复。对大多数人来说，状态不佳只是暂时的，精力和体力都能逐渐恢复。

对公司而言，在这个阶段最好不要调整员工的职务。即使他可能暂时无法像过去那样工作，也可以与他沟通，比如"给你三个月时间，希望你能尽快恢复"。**暂时保留职务，但适当减轻工作量，是一种理想的处理方式**。

同样，全职太太在恢复做家务时也要循序渐进。从状态好的时候外出购物、只做一道菜、只打扫客厅开始，逐步过渡到每天外出购物、多做几道菜、多打扫几个房间，有条不紊地复工才是明智的选择。

第 6 章

药物治疗与心理治疗

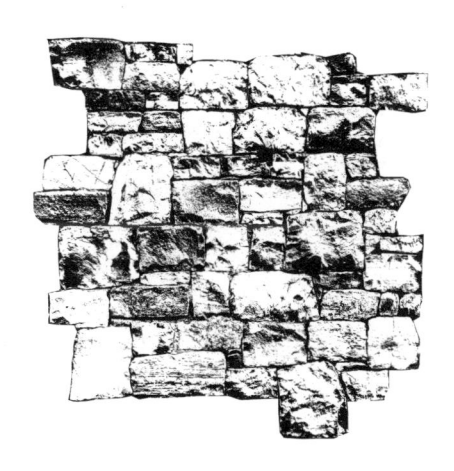

抑郁症会用到哪些药

在本书的最后一章,我将从略微专业的角度,向大家详细介绍医生是如何治疗抑郁症的,首先是药物治疗。

正如我在第 1 章中提到的,抑郁症药物治疗的核心在于服用抗抑郁药。**目前,常用的抗抑郁药主要是通过调整大脑中神经递质(主要是 5-羟色胺和去甲肾上腺素)的平衡来改善抑郁状态**。医生会根据患者的情况选择首选药物,并在必要时搭配其他药物。除了抗抑郁药,医生有时也会开一些抗焦虑药、安眠药等,帮助患者调整大脑状态。

大约五至七成的中老年患者在服药后两周，也就是相对较早的阶段，就会初见好转，症状减轻，具体表现有：

- 情绪高涨（抑郁情绪消失）
- 积极性增加（愿意思考、行动）
- 不安情绪有所缓解（焦虑和烦躁感消失）

之后，再经过大约两个月（8周）的治疗，这些人中的六七成可以暂时达到症状缓解的状态。

然而，根据我的经验，大约有三至五成患者在使用首选药物后效果并不理想。在这种情况下，医生会考虑更换药物——如果抗抑郁药 A 效果不佳，可能会换成抗抑郁药 B。如果更换药物后，患者的病情仍未见好转，医生也会考虑其他治疗方法，如电休克疗法或经颅磁刺激疗法等。

当然，也有一些患者对各种抗抑郁药都没有反应，这时最好请医生重新评估并调整治疗方案。

过去，人们将这种吃了药也不见好的病称为"神经症性抑郁"，通常采用治疗神经症的方法来处理。实际上，按照现代的标准，只要满足特定条件，就可以被诊断为抑郁症。然而，约三成抑郁症患者服药无效。也有观点认为，最好不要让年轻人服用抗抑郁药。因为抑郁症的根源是大脑软件出了问题，并不是单纯靠吃药就能解决的。

在这种情况下，心理咨询就变得尤为重要。但正如我接下来要说的，目前许多日本大学医院的精神科医生并没有接受过心理咨询方面的专业指导。而且，**并非所有医生和患者都能建立起良好沟通的关系。所以如果药物治疗无效，或者与医生的沟通不顺畅，建议及时更换医生。**

你可以寻找那些在主页上标明"提供认知行为疗法"的医院或者有心理治疗师提供咨询的诊所。

对双相障碍患者而言，抗抑郁药可能会在一段时间内有效。但在躁狂发作时，患者可能表现出过度兴奋，甚至挥霍无度，这时要及时与医生沟通。大多数精神科医生都会考虑患者患有双相障碍的可能性，并相应地调整药物治疗方案。

常见的抗抑郁药 SSRI

我们再回到药物治疗的话题上，目前最常见的抗抑郁药是 SSRI 类药物。

这类药物能够提高脑神经细胞间 5-羟色胺的浓度，调整大脑中神经递质的平衡。SSRI 类药物在 20 世纪 80 年代末首先在海外上市，1999 年获得日本市场的批准，并一直使用至今。

与之前常用的三环类、四环类药物相比，SSRI 类药物的副作用较小，因此在临床中的应用更为广泛。三环类药物虽然能有效治疗抑郁症，但容易引起尿潴留（无法排尿）、便秘、口干等问题。对老年患者来说，还存在眼压上升导致青光眼加重的风险。

相比之下，SSRI类药物的副作用较小，但也并非完全没有。它可能引起恶心、呕吐等消化系统问题。

接下来，我想和大家解释一下SSRI的全称"选择性5-羟色胺再摄取抑制剂"究竟是什么意思。

这里的"选择性"指的是选择性地增加大脑中的5-羟色胺。以往的抗抑郁药能够增加多种神经递质，以达到改善抑郁的目的，而SSRI类药物则能够选择性地提高5-羟色胺的水平。**这意味着它对其他神经递质或身体的其他部位影响较小，因此副作用较轻**。

那么，"再摄取抑制"又是什么意思呢？实际上，当神经细胞释放5-羟色胺时，如果负责接收的神经细胞受体没有完全接收，这些5-羟色胺就会被原来的细胞重新吸收利用。

这样，突触（神经细胞之间的连接点）内作为信息传递物质的5-羟色胺就会减少。为了防止这种情况的发生，我们可以利用SSRI类药物的阻断作用，抑制5-羟色胺的再摄取，从而提高神经细胞间 5-羟色胺的浓度。

然而，有研究显示，与中老年人相比，年轻人服用 SSRI 类药物的效果不如预期。更值得关注的是，这类药物可能引发年轻人的自杀冲动，或导致其攻击他人。这种现象被称为"激活综合征"。

欧美的药品监管机构已经发出警告，指出 SSRI 类药物可能会增加个体产生敌意和攻击性的风险，日本的相关机构也发布了类似的警告。因此，目前美国和日本的抑郁症协会均建议，在治疗轻度抑郁时，应谨慎使用 SSRI 类药物。

一箭双雕的 SNRI 类药物

继 SSRI 之后被开发出来的是 SNRI（5-羟色胺－去甲肾上腺素再摄取抑制剂）类药物。顾名思义，这种药物可以阻止 5-羟色胺和去甲肾上腺素的再摄取，同时提高两者的浓度，达到一箭双雕的效果。

去甲肾上腺素这种神经递质与人的积极性、活力密切相关。因此，**相较于 SSRI 类药物，SNRI 类药物被认为能够增强患者的动力**。尽管有这样的宣传，但根据我的经验，这类药物在提升积极性方面的效果并不显著。不过这类药物在缓解疼痛方面表现出色，这也是它近年来被广泛应用于外科等领域的原因。

三环类和四环类药物

此外还有一些较早问世的抗抑郁药，如三环类抗抑郁药和四环类抗抑郁药。尽管它们的疗效显著，但副作用较为严重，现在已经很少作为首选药物。不过，当 SSRI 类药物无效时，医生也会考虑使用它们。

"三环类"和"四环类"的名称来源于药物的化学结构，分别由三个或四个原子环组成。

20 世纪 90 年代，我从美国留学归来时，SSRI 类抗抑郁药已在美国成为主流，但尚未被批准进入日本市场。因此，当时日本医生最常使用的还是四环类抗抑郁药。与三环类相比，四环类的副作用更小。

回顾抗抑郁药的历史，不难发现，人们最初研发三环类药物其实是为了治疗肺结核。因为很多结核病患者在服药后产生了欣快感，精神状态得到改善，这种药才慢慢作为抗抑郁药被人们所熟知。

实际上，三环类药物诞生于20世纪50年代。在此之前，抑郁症基本上无药可治，当时的抑郁症患者非常痛苦。例如，女演员费雯·丽在拍摄完电影《乱世佳人》后患上了抑郁症，一生受其困扰。当时没有有效的治疗方法，只能让患者换个环境，期待自愈。总之就是靠自己休息，但这样自愈的可能性很低。虽然人们普遍认为费雯·丽是病逝的，但也有电影史研究者认为她其实死于自杀。

同样，诺贝尔文学奖获得者海明威在三环类药物出现之初抑郁症发作，饱受妄想之苦，最终选择用猎枪自杀。

奥黛丽·赫本则是三环类药物的受益者。奥黛丽·赫本在拍摄她唯一的西部剧情影片《恩怨情天》期间因坠马流产，不久后患上了抑郁症。但或许得益于三环类药物的问世，她逐渐康复，之后在许多知名电影中担任主演，赢得了全世界的广泛赞誉。

其他新型抗抑郁药

最后，我们再来谈谈新的抗抑郁药。如今，一些医生还会选择使用 NaSSA（去甲肾上腺素和特异性 5-羟色胺能抗抑郁药）、S-RIM（5-羟色胺再摄取抑制与调节剂）等比 SSRI 和 SNRI 更晚出现的药物。

NaSSA 并不是像 SSRI 或 SNRI 那样抑制 5-羟色胺等物质的再摄取，而是可以促进其释放。因此，它见效较快，但应用范围相对小一些。

S-RIM 是日本在 2019 年推出的新药，它不仅可以阻止 5-羟色胺的再摄取，还对 5-羟色胺受体具有一定的调节作用。

服用抗抑郁药的注意事项

通常来说，医生会从上述抗抑郁药物中选择一种供患者服用。早期的剂量一般较小，如果没有出现副作用或副作用很小，再逐渐增加剂量。一般来说，医生会在 1~3 个月内将剂量增加到最大，以提高药物在血液中的浓度。

在此，我向大家总结一下服用抗抑郁药的注意事项。

首先，服药期间避免饮酒。饮酒可能会降低药效，并增加副作用出现的风险。

其次，不要擅自停药。有些人可能在服用了几天药物后仍不见效果，或者在服药一段时间后自我感觉已经好转，但无论是哪种情况，都不应擅自停药。因为只有当血液中的药物浓度达到一定水平后，抗抑郁药才能发挥效果。不按医嘱服药，效果就会打折。

如果偶尔忘记服药，发现后应尽快补服。同时，要避免空腹服药，可以在服药前先吃一小片饼干。

最后，服药期间请尽量避免开车。因为一些患者可能会在服用抗抑郁药后出现嗜睡反应，导致注意力和运动能力下降，增加交通事故的风险。

抗抑郁药有时也会与下列药物联合使用。

- 抗焦虑药：可以减轻患者的焦虑和紧张情绪。通常在急性期内短期使用。由于存在依赖性，现在通常不推荐长期服用。
- 抗精神病药物：可以抑制患者的幻觉、妄想和兴奋状态。主要用于治疗精神分裂症，也用于难治性抑郁症。
- 心境稳定剂：主要用于治疗双相障碍。

除药物治疗外，还有哪些治疗方法

在某些情况下，即使患者服用了上述药物，也有可能效果不佳。这时，也可以考虑除药物治疗以外的其他治疗方案。

当出现紧急情况（如患者自杀未遂）时，还可以采取一些更加快速有效的方法。常见的非药物治疗方法有以下几种。

电休克疗法

首先是电休克疗法（Electroconvulsive Therapy，ECT）。患者会被注射麻醉剂，然后通过电极传递电流，刺激患者的大脑。

虽然听起来有些可怕，但在欧美地区，当抗抑郁药无效时，经常采用这种方法。美国的教材甚至将其视为治疗老年抑郁症的首选方案。我在美国精神科医院学习的三年中，也经常使用这种疗法。

一些人可能会将电休克疗法与电影《飞越疯人院》中患者遭电击后全身痉挛的场景联系起来，但现实中的电休克疗法并非如此。医生会事先给患者注射麻醉剂和肌肉松弛剂，以避免出现肌肉痉挛，改善患者的治疗体验。现在，人们已经可以更安全、更舒适地完成治疗了。

有学者认为，电休克疗法可以让大脑深处的中缝核一次性释放大量 5-羟色胺，尤其适合症状较为严重或有明显自杀企图的患者，可以防止他们再次产生自杀的想法。

在日本，电休克疗法已被纳入保险范围，但由于需要全身麻醉，所以必须住院治疗。

经颅磁刺激疗法

经颅磁刺激（Transcranial Magnetic Stimulation，TMS）是通过电磁感应产生的磁脉冲穿透颅骨，直接作用于大脑皮层，刺激神经细胞。约三分之一服药效果不佳的患者在经过这种治疗后，病情有所好转。经颅磁刺激疗法不仅疗效显著，而且副作用相对较小，是一种值得期待的治疗方法。

那么，为什么经颅磁刺激可以产生抗抑郁效果呢？尽管人们尚未阐明其作用机制，但**有研究表明，经颅磁刺激能在一定程度上影响大脑中的杏仁核**。杏仁核是控制恐惧、焦虑和悲伤等情绪的关键区域，当这个区域的活动增强时，负面情绪可能会被放大，从而引发抑郁。经颅磁刺激疗法可以利用磁脉冲防止杏仁核过度激活，从而减轻抑郁症状。

此外，一些研究还发现，磁刺激能够激活前额叶，对情绪调节也有一定的帮助。

在日本，自2019年起，经颅磁刺激疗法已被纳入保险范围，但由于报销需要满足特定的条件，且能够提供治疗的医疗机构数量有限，因此这种疗法尚未得到广泛普及。

光疗法

光疗法是指在一段时间内，让患者每天早晨坐在光疗灯下，接受特定强度的光线照射。光照的强度通常是普通室内照明的5～10倍，即2500～3000勒克斯。光疗法特别适合用于治疗季节性情感障碍（冬季抑郁症）。

在电商平台可以轻松购买到各种光疗灯，价格从几千日元到几万日元不等。此外，如果与主治医生进行沟通，有时也可以租赁光疗设备。

心理治疗同样不可或缺

在抑郁症治疗过程中，除了药物治疗外，心理治疗（精神疗法）同样扮演着不可或缺的角色。

心理治疗在医学上被定义为：通过治疗者与患者之间的心理交流来治疗身心障碍的方法。简言之，治疗者（医生或心理治疗师）可以通过语言沟通改变患者的认知、情绪和行为。精神科医生将这种方法称为"精神疗法"，心理治疗师则称其为"心理治疗"。

理想情况下，治疗抑郁症应结合药物治疗调整大脑状态（硬件），并通过心理治疗改变思维方式（软件）。然而在现实生活中，当抑郁症或其他精神疾病发作时，只有少数人会接受或能够接受心理治疗。这主要是因为日本的医疗体系尚未完善，无法为所有患者提供心理治疗服务。

例如，在医疗保险制度中，心理咨询等项目的保险点数[①]较低，且不允许混合治疗，即同时使用公共医疗保险认可的检查方法和未被保险覆盖的治疗方法。此外，在医学教育中，由于大多数精神科医生只在医学院学习过生物精神医学，没有接受过心理咨询等方面的培训，所以许多医生在心理治疗方面缺乏专业知识。

事实上，尽管自2010年以来，认知行为疗法这一具有代表性的心理治疗方法已在日本被纳入保险适用范围，但能够进行这项治疗的医生却寥寥无几。

抑郁症的高复发率也与心理治疗的普及度不高有关。

---

① 即用于计算医疗费用的单位。

仅通过药物治疗，即使患者的症状暂时缓解，也很容易复发，因为他们的思维方式并没有改变。再次遇到与发病前相同的应激源时，他们可能还会用相同的方式思考，再次感受到压力，从而增加复发的风险。

例如，一个人在病情好转后重返职场，但他对事物的看法并没有改变，所以哪怕只是受到轻微的批评，也可能再次情绪低落，甚至导致抑郁症复发。因此，**通过心理治疗学习如何控制自己的思维和情绪是非常必要的**。但是，日本当前的医疗和保险体系尚无法满足人们在这方面的需求。

心理治疗是如何进行的

那么，抑郁症的心理治疗又是如何进行的呢？我们来具体看一看。

目前最广泛采用的心理治疗方法是认知行为疗法。这种疗法起源于20世纪60年代，由美国精神病学家亚伦·贝克提出，是一种通过心理咨询等手段纠正患者的认知偏差和思维歪曲的方法。

大多数抑郁症患者容易出现悲观、负面的情绪。治疗师可以通过咨询等方式，协助患者识别并修正这些错误的认知，拓展其思维方式。

举个例子，假设抑郁症患者 A 先生（60 岁）拥有 5000 万日元的存款，却担心如果自己无法继续工作，存款会逐渐耗尽，最终身无分文。这是一种典型的悲观认知。

经验丰富的治疗师可能会如此提问："您现在每天大约花多少钱？"如果 A 先生回答："因为没有收入，所以每天大约只花 2000 日元。"那么治疗师可能会说："您现在 60 岁，假设每天花 2000 日元，那么 5000 万日元的存款可以支持您生活 25000 天，也就是大约 68 年。到那时您已经 128 岁了，所以不必过于担忧。"通过这样的对话，治疗师便可以引导患者转变过于悲观的认知。

再比如，当一个人觉得自己被恋人抛弃了，感到非常孤独时，治疗师可能会问："你的家人和朋友呢？真的没有人关心你吗？""你真的是孤身一人吗？"通过这些问题，可以帮助患者认识到"并不是没有人关心我，我的看法过于悲观了"，从而改善判断能力。

简而言之，**目前最常见的心理治疗方法是帮助那些陷入固定思维模式的患者重新构建认知，让他们意识到可以换个角度思考问题。**

如何选择适合自己的精神科医生

精神科处理的是心理问题，因此相较于其他科室，精神科医生与患者之间的默契显得尤为重要。在心理治疗的过程中，让患者感到安心非常重要。良好的医患关系能够增强治疗效果，反之，则可能让疗效大打折扣。

因此，在选择精神科医生时，建议大家多方比较，尝试多个医疗机构的诊疗服务。在这个过程中，如果能找到一个与自己合得来的医生，再长期固定下来。

那么，该如何选择适合自己的"私人心理医生"呢？

首先，要看第一次诊疗时，医生或医生安排的心理治疗师是否愿意为你投入时间。

负责任的医生会花足够的时间与患者沟通。如果医生在初次诊断时表现出敷衍了事的态度，很可能出现误诊，例如将抑郁症误诊为认知障碍。然而，在现实生活中，医生往往无法详细询问每位患者的情况，这时最好寻找配有心理治疗师的医疗机构，因为心理治疗师可以代替医生与患者进行初步的沟通。

其次，如果确诊了抑郁症，还要看医生能否耐心地向你解释药物信息，比如这种药需要服用多久、如何正确服用、有什么效果和副作用。负责任的医生会详细解释，消除患者的疑虑，也会在调整药物方案时向患者说明原因和目的。

最后，当然也是最重要的一点，要看医生和患者是否合得来。简单来说，就是看你是否喜欢这个医生、是否愿意信任对方。在心理治疗中，医生与患者之间的关系和信任程度会极大地影响治疗效果。换言之，**如果你与某位医生交谈后感到心情放松，那么这位医生很可能就是适合你的。**

通常，我会建议大家选择拥有专业团队的心理诊所，而不是大学医院。因为许多大学医院的精神科医生平时忙于进行动物实验，临床技术尚有提升空间。此外，也有一些医生并不会认真倾听患者的心声。所以不如选择经验丰富的诊所医生，他们可能更愿意与患者进行深入沟通，对各种临床治疗方法也更加熟悉。

治疗抑郁症要花多少钱

最后，让我们看看治疗抑郁症要花多少钱，以及有哪些保障制度。

在日本，除非病情极为严重，通常情况下，抑郁症的治疗费用是包含在保险范围内的。如果你仅接受药物治疗和保险覆盖范围内的心理咨询服务，那么每次就医的费用与治疗感冒相差无几。不过，由于抑郁症的治疗周期较长，总费用会相对高一些。

对重性抑郁症患者来说，如果选择保险范围外的治疗项目，例如需要使用大型医疗器械的物理疗法或住院治疗，就要花费更多的钱。电休克疗法也需要住院进行。从这种意义上说，抑郁症治疗一定要早发现、早治疗，同时防止复发。

在保障制度方面，一些患者可以获得健康保险支付的伤病津贴。伤病津贴是一项由日本政府提供的经济补助制度，适用于因抑郁症等疾病需要长期休假的情况，费用由健康保险支付。支付期限最长为 18 个月，金额为患者平均工资的三分之二。通常情况下，只有因病休假的员工才有资格领取这笔津贴，因此在请病假前，最好先与主治医生和健康保险负责部门沟通。

另外，抑郁症患者可以通过"自立支援医疗制度"将医疗费用的个人负担比例从 30% 降至 10%。

除此之外，还有障害年金[①]和生活保障金。如果一个人因抑郁症导致工作和生活受限，即使还没退休，也可以申请障害年金。而申请生活保障金需要满足一定条件，但根据我的经验，如今拿着抑郁症的诊断书去申请，被拒绝的情况已经越来越少了。

[①] 并非普遍意义上的养老金，而是因重大疾病或意外造成身体障碍（包括手足等肢体障碍、抑郁等精神障碍、脏器等内科障碍）时，经主动申请，符合基准后便能够每月领取的福利金。

后记

非常感谢你能读完本书。

我希望本书能加深你对抑郁症的理解,帮你做好心理准备。哪怕只有部分内容对你有所启发,我也会感到无比高兴。

除此之外,我还有几句话想对你说。

我坚信,**如果一个人能战胜抑郁症,便将在多方面得到成长。这将对他的未来生活,尤其是更容易受抑郁困扰的晚年时期,带来积极影响。**

原因在于:首先,这将促使他重新审视自己的生活方式。如果了解自己能够承受怎样的生活压力，知道额外付出多少努力会让身体不堪重负，那么在今后漫长的人生旅途中，就能选择更适合自己的生活方式。

其次，这将改变他看待世界的方式。如果能跳出片面、消极的思维框架，不仅会降低患抑郁症的风险，还能让思想更加成熟。尤其是在步入晚年后，这一点尤为重要。

最后，这将教会他如何应对身体不适。如果知道有什么药物能帮自己缓解症状，知道有一位合得来的精神科医生能在难受时为自己提供帮助，紧张的心情就能得到放松。

日本上皇后美智子[①]情绪低落时，幸运地遇到了知名精神科医生神谷美惠子。神谷医生不仅治愈了她，还在此后的岁月里，作为心灵的伙伴，一直支持着她。

很多时候，患上抑郁症并最终战胜它，能让一个人得到成长与蜕变，也能避免他在今后陷入心理危机。

[①] 2019年4月30日，日本明仁天皇正式退位，退位后的明仁天皇与美智子皇后被称为"上皇"和"上皇后"。

所以，我由衷地希望你不要将患上抑郁症视为一场悲剧，而是将其看作一个获得宝贵经验的机会。

在最后，我要向负责本书编辑工作的幻冬舍新书的木田明理和构俊一表示衷心的感谢。

和田秀树

2023 年 9 月 1 日

译后记
与精神困境的温柔对话

"抑郁症就是偷懒的借口。"

"谁压力不大啊，怎么就他矫情？"

在我翻开这本书之前，曾听到过不少类似的声音。或许在一些人眼里，抑郁症就像挡箭牌，可以帮一个人逃避现实生活与压力，甚至成了不少年轻人口中的"时尚单品"。但在翻译完这本书后，我不仅对抑郁症的生理、心理成因以及治疗过程中的挑战有了更深入的了解，更感受到作者想要传达的信息——患上抑郁症并最终战胜它，能让一个人得到成长与蜕变。

本书开篇即打破传统的病理视角，揭示了抑郁症的双重属性：它是一种痛苦的病症，但同时，也是促使人重塑生活的契机。

在本书中，作者反驳了"抑郁症即懒惰"的社会偏见，反复强调这是一种所有人都有可能患上的疾病，特别是在日本那样压力巨大的社会，人们很容易被工作与责任压垮："越是认真的人，越有可能抑制自己的欲望，严格遵循环境的规范和规则，非常懂得察言观色。如果一个人总是压抑自己的感受，过度适应环境，就可能会感到精神疲惫。"我相信不少读者也有共鸣。

此外，书中还反复提及抑郁症其实是大脑的"硬件"和"软件"出了问题。

作者巧妙地将神经递质的生理失衡与思维方式的偏差比喻为大脑的硬件与软件，用通俗的语言告诉我们，抑郁症不仅需要药物治疗，还要在认知和生活方式上进行调整。抑郁症不是一种能够被根治的疾病，即使经过治疗，依然存在复发的可能性。

书中对"12种认知歪曲"的介绍也提醒了我,要学会换个角度思考问题。我们要学着改变既有的思维方式,学会适当放手、接受不完美的自己。拥抱生活中的灰色地带,才能真正从阴霾中走出来。

在我看来,本书不仅是一部关于抑郁症的医学科普,更是一场与精神困境的温柔对话。无论你是否正在经历抑郁的困境,这本书都能帮助你更好地认识自己与他人,更加坦然地面对生活的挑战。

正如作者在文中强调的,如果一个人能战胜抑郁症,那么他将在多方面得到成长。我也相信,在这堵"抑郁之墙"以外,是一片更加辽阔的天地,等待着那些敢于面对心灵困境的人去发现。

UTSU NO KABE by Hideki Wada
Copyright © Hideki Wada, 2023
All rights reserved.
Original Japanese edition published by Gentosha Publishing Inc.

This Simplified Chinese edition is published by arrangement with
Gentosha Publishing Inc., Tokyo in care of Tuttle-Mori Agency, Inc., Tokyo
through Hanhe International (HK) Co., Ltd.

著作权合同登记号 图字：01-2024-3779号

图书在版编目（CIP）数据

打破抑郁的墙 /（日）和田秀树著；王雯婷译 .
北京：东方出版社，2025. 4. -- ISBN 978-7-5207
-4420-1
  I. R749.4-49
中国国家版本馆 CIP 数据核字第 2025JH4816 号

打破抑郁的墙
DAPO YIYU DE QIANG

作　　者：	［日］和田秀树
译　　者：	王雯婷
策　　划：	孙　涵
责任编辑：	王若菡
装帧设计：	李　一
出　　版：	东方出版社
发　　行：	人民东方出版传媒有限公司
地　　址：	北京市东城区朝阳门内大街 166 号
邮　　编：	100010
印　　刷：	华睿林（天津）印刷有限公司
版　　次：	2025 年 4 月第 1 版
印　　次：	2025 年 4 月第 1 次印刷
开　　本：	880 毫米 ×1230 毫米　1/32
印　　张：	7.125
字　　数：	97 千字
书　　号：	ISBN 978-7-5207-4420-1
定　　价：	52.80 元

发行电话：（010）85924663　85924644　85924641

版权所有，违者必究
如有印装质量问题，我社负责调换，请拨打电话：（010）85924602　85924603